気の幸福力

気心道とタオ指圧

遠藤喨及
Ryokyu Endo

法藏館

はじめに

それはとても不思議でドラマティック。〝えーっ!?〟と驚くようなことばかりかもしれません。気の幸福力トレーニングである、気《き》心道《しんどう》／タオ指圧とは何か？

それは、あなたが心とからだで体感する気の神秘です。宇宙の秘密をあなた自身の心と体感で解き明かしていく道です。

気の世界に入ると、様々なことを行うことができるようになります。たとえば本書の姉妹篇であるＤＶＤブック『気心道とタオ指圧』（タオ出版）には、私が念じるだけで相手の気が感応して倒れたり、ふっとんだりする映像が収録されています。また、海外の指圧大会における治療デモンストレーションの映像もあります。それは、その朝、転倒して歩行困難だった初老の男性に会場で約十分間、施術した時のものです。映像には、この方が施術後動けるようになって突然走り出した場面も収録されています。

ただし、あらかじめおことわりしておきたいことがあります。それはこれらが、私個人の特殊な能力によるものではないということです。

たとえば、相手のからだが気でふっとぶのはなぜか？

自己の意念に相手の気が感応すれば、自然に起きるのです。

わずか十分程度の施術で、男性の運動機能障害が回復したのはなぜか。

それは共感的施術に、受け手の経絡《けいらく》が反応したためです。症状の回復は、あくまでも、自らを癒す生命力が発現した結果なのです。

実は私は、気や経絡の世界に入るまで、狂おしいまで音楽だけに生きていました。ティーンエイジャーの頃からずっとそうだったのです。それがどういうわけか、気や経絡の研究にのめり込んでしまい、とうとう四半世紀以上も没頭してしまいました。

不思議でしかたがありません。

一方では、同時進行で仏教の修行や勉強を続け、坊さんにまで、なってしまったのですから。

私のこれまでの四半世紀の歩みは、決して楽なものではありませんでした。人々に気や経絡の秘密を説くことは、傷つくことに耐えることでもありました。

それにも関わらず、なぜ私は、人々と道を分かち合おうとして来たのか。

いったい、何を信じて坊さんになったのか。

そして海外に行ってまで、気と経絡や仏教のワークショップをするのは、何のためか。なぜ私は、海外援助のＮＰＯまで立ち上げ、バングラデシュの被差別仏教徒のために活動を続け、また時には、人々が自由を奪われ苦しんでいるパレスチナにまで出かけて行くのか。何もそこまでしなくても、ただ経絡臨床しているだけでも良かったはずです。また、仏教を信じているというだけなら、自分一人の修行で十分。家が寺というわけではありませんから、坊さんになる必要はなかったのです。

いったい何が私をして、様々な活動に駆り立てるのか……。そんなことを考えていて、気づいたことがあります。

私が子供の頃から抱いていた願いについて、です。いつだって私の願いは、人の心がより良く変わることにありました。それは、人の心が解放されることでした。たとえば人が子供のように、自由な発想ができるようになること。そして、孤独から解放されること、等々。

これまでの私の活動は、そんな願いや夢に基づくものだったのです。

すなわち、エゴから自由で、幸福力ある人が一人でも増えること。また、与え合う人と人のつながりが生まれること。さらには人々が互いの幸せに責任を持ち合うようになることです。

私には夢があります。

それは、国境や民族を超えた心豊かで幸福力あるコミュニティが、世界に生まれることです。今になって考えると、気の幸福力トレーニングは、この夢の実現のために生まれたものでした。

世界は、人々の幸福力が増すことによって変わる。そう私は、信じているのです。

気の幸福力　目次

第一章　幸せな悟りのヒント

気の世界には秘密があります。それは何か？　内的な心の宇宙に入っていけることなんです。こんなことを聞いたところで、〝一体、何のこっちゃ？〟と、ピンと来ないでしょう。それは当然だと思います。

ずっとはるか以前、ネパールの山奥を旅していたときのことです。海を見たことがないという少年に会ったんです。それで、「海ってどんなの？」と聞かれて、一生懸命説明したんですが、うまく説明できたような気がしませんでした。

それから六十年代の後半、私はニューヨークに住んでいました。地元クイーンズの小学校に通っていました。

その頃、クラスの男の子に「日本人ってナマの魚食べるって聞いたけど、ホントなの？」と、マジ疑わしそうな顔で聞かれました。私が「ああ、そうだよ」と言うと、

「えっ⁉」と一瞬絶句し、隣の子に「おい日本人って、ホントにナマの魚食べるらしいぜ」と、耳打ちしていました。

それで隣の子が「で、一体どんな味がするの？」って聞いてきたんです。私は「そりゃ、うまいもんよ」としか答えられませんでしたね。説明のしようがなくて。

もっとも彼らは〝信じられない。ナマの魚を食べるなんて！〟という顔をしていましたね。なんせ、あの頃は、今みたいに日本食ブームなんてありませんでしたから。

海苔《のり》を食べていたら、家に遊びに来た子に、「キミ、紙食べてんの？」とか聞かれるし、醬油を見ては、「あれは一体なに？　血なの？」なんて聞かれる始末でした。

ところでニューヨークでの私は、ヒドイいたずらっ子でした。どれくらいヒドかったかと言うと、住んでいたアパートの六階の窓から爆竹を投げたりしていたんです。

また、ピーターっていうギリシア人の子と一緒に、走っている車に生卵をぶつけたりしていました。

だから、「紙食べてんの？」とか「あれは血なの？」とか聞かれても「そうだ。すごいだろう」と、ニヤリと笑っては平気でウソを言い、人が驚くのを見ては面白がったりしていました。

まあ今ごろは、彼らも週末にマンハッタンあたりのスシ・バーで、鉄火巻きとか食べてるかも知れないですけどね。〝海苔が紙で、醤油は血だ〟という、私のウソがトラウマになっていなければ、の話ですが。

私にしてみたら、気の世界を説明せよ、と言われるのは、海を見たことのないネパールの少年に海の情景を語るようなこと、日本食を食べたことのないアメリカの小学生に刺身の味を説明するようなこと、途方にくれて、脂汗をかくようなことなのです。

……が、ここでひと踏ん張りしてみることにします。

気の世界はパラドックス

なぜ、かくも気の世界の体験を説明することが難しいのか？　それには、わけがあります。気の世界が、日常とは、まったく逆の基準で認識されるものだからです。

どのように逆なのか？

いきなり、わかりにくい話で申し訳ないですが、私が「結心《ゆいしん》」と名づけた気の働きについて説明いたします。

結心とは、読んで字のごとく〝気で人の心を結ぶ〟ことです。

はてな？　一体、気で人の心を結ぶって、どういうことなんだろう？　と思われたと思います。

うーむ。あなたがこれを体感しさえすれば〝ははーん、こういうことだったんだ〜〟とわかって頂けるんだけどなあ……。

そこで「結心」を説明するための、わかり易い例をあげることにします。

たとえば、あなたが誰かの後頭部の髪と、自分の手首をひもで結んだとします。

この場合、あなたに見えているものは何でしょう？　ひもで結んだ相手の後頭部と、自分の手首ですよね。

しかし、髪をひもで結ばれた相手の人は、自分の後頭部ですから、鏡でも使わない限り、それを見ることはできません。

ところが、気で相手の心を結んだ場合は、これと逆になるのです。何が逆になるのかというと、認識が……です。

つまり、ひもで相手の髪を結んだ場合は、結んだ人自身はもちろん認識できます。しかし結ばれた人は、結ばれたのが自分の後頭部ですから、それを認識できません。

一方、気で心を結んだ場合は、これと逆になります。結んだ人自身は、気で相手の心と結んでいることは認識できません。しかし結ばれた人は、体感（認識）できるのです。

こういうわけです。気の世界では、行為をした側の人はその結果を認識できない。しかし、行為をされた方は体感できるのです。それで物理世界と気の世界とでは、認識が逆だと述べたのです。

もしかしたら、まだ〝はてな？〟かもしれません。だから、しつこいかもしれないけど、繰り返します。

たとえあなた自身が、相手の心を気で結んだとしても、そのことを、あなたの意識は認識できません。しかし、気で心を結ばれた相手の方は、そのことを体感することができるのです。と、このように気の世界と物的世界では、認識が逆になります。

モノの世界ならば、自分がしたことを自分が認識するのは当たり前です。しかし気の世界においては、それが逆で、自分のしていることを、自分の意識では認識できない。しかし、その気を受けた相手は、それを体感し認識するというわけです。以上のようなパラドキシカルな認識構造になっているのが、気の世界なのです。

誤解されている経絡

先に、物理的世界と気の世界とでは認識が逆になると述べました。このことを知る人は少ないと思います。このため、多くの人が気の世界を誤解しています。

すなわち、気を、モノ（物的事象）と同じように認識できると考えてしまうのです。それは、東洋医学の根幹である経絡に対しても、顕著にあらわれています。

たとえば、東洋医学で経絡は気の流通路とされています。これ自体は、間違いではありません。経絡そのものは気です。

しかし、これを日常の意識で認識できると思うことは、間違いです。

たとえば、経絡に施術するとします。気の世界は、物理的世界と認識が逆ですから、術者の〝意識〟では、経絡を認識できません。しかし、経絡を施術された人（被施術者）は、経絡を体感することができるのです。

では一体、術者が経絡を見るとはどういうことだろうか？　そう、思われると思います。

もし、術者が本当に経絡を見ているとすれば、それは、被施術者の体感が自分のことのようにわかるということなのです。経絡認識の際、術者がしているのは、受け手が、何をどう体感しているかを、ただひたすら想像し、理解しようとすることです。

術者は、ひたすら受け手の体感を想像しています。すると、やがて自己自身の存在感覚を失っていきます。そして最後に残るのは、受け手の体感だけです。このことは、受け手（被施術者）に感情移入することとは違います。

また、霊媒《れいばい》のように、自分が相手に乗り遷《うつ》るとかでもありません。相手が自分に乗り遷ったりするというのでもありません。

経絡がわかるか否か。それは、術者が受け手の体感を自己の認識として捉えるか否かです。ただ、それだけです。

今の医学は〝からだ〟や〝存在〟に対して一面的な理解しかない

多くの人が、経絡は、自分の意識で認識できるものというふうに誤解しています（この誤解は、特に海外の専門家に多い）。それは、経絡がモノ（物的現象）と同じように認識できると思うからです。これは、経絡に対する、根本的な誤解です。

実は、西洋医学はもちろんのことですが、現在の東洋医学もまた〝からだ〟や〝存在〟に対する一面的な理解しか持っていない、というのが実状です。

すなわち、どちらの医療も、存在と認識に対して、ある種の錯覚を抱いているのです。からだや存在に対して、根本的な誤解をしているとも言えます。

その原因は、今は、物理学が示す世界観が一般常識であり、これに基づいた身体観を土台として、医学が成り立っていることです。言うなれば、今の医学は、誤解の元に治療が行われているのです。〝どのような誤解か？〟と言えば、それは、〝自然科学が解明した世界が現実だ〟という思い込みです。それは、シンプルに言えば、〝モノとしての身体が自分の存在である〟ということです。

もっとも、その治療を受ける患者さんの側も、同じ誤解を共有しているから、それなりに医療が成り立っています。たとえ誤解であっても、治療を施す方も受ける方も信じていれば、心身一如（心とからだは一つ）で、ある程度の効果は得られるのです。

しかし悲しいかな、その結果、病人は増え続けるばかりです。たとえばアメリカは、軍事費に天文学的な規模のお金を使っていますが、医療費には、さらに多くのお金を使っています。医療の実体は、信じられないような事態なのです。

相手の体感を認識する

さて、先の気の認識のパラドックスについての話に戻りましょう。ここで、日常生活においてもよくある話から始めることにします。

たとえば、あなたが誰かと話をしているとします。あなたの意識は、「自分は話している」と認識しています。ここで言う意識とは、自他を分別する〝判別性感覚〟に基づく、日常的な意識のことです。

意識は〝自分の話を相手がどう感じているか〟までは認識しません。先に述べたように、〝意識〟は、相手の感じていることを捉えることは苦手、というかできないのです。たとえば、〝果たして相手は退屈して疲れを感じながら聞いているのか〟それとも、〝興味を持って聞いているのか〟そのような、相手の体感なり感情は、相手に尋ねない限り、あなたの意識にとっては認識の対象外です。意識には、自分の行為の現象レベルしか認識できないのです。相手が感じていることまではわからないのです。

一方、気は体感です。〝気持ち〟であり無意識です。現象ではありません。もっとも、気は現象としても表現されます。たとえば一見、話を聞いているようだけど、退屈してあくびをかくとか、興味をそそられて身をのり出すとか……。

しかしそれらは、あくまでも気が表現されたものであって、気そのものではありません。気は、現象を起こさせる元、すなわちエネルギーです。気は、文字通り〝気持ち〟で、肉眼では見えません。瞬間ごとに起きている、生命感覚です。無意識レベルの〝体感〟なのです。

先に、気の世界や経絡における認識について述べました。すなわち、気や経絡を認識することは、相手の無意識レベルの体感を認識することです。それは、体感自体が気だからです。それを原始感覚によって認識することが、気や経絡を認識するということなのです。

人間関係は気の交流

ここで、ちょっと余談っぽくなります。

相手がどう感じているかを、想像力を用いて認識することは、健康的な人間関係を築くためには必要不可欠なことです。

そうでなければ、自分の側からの一方的な話に終始してしまいがちで、対話が成立しません。人間関係は、対話による気の交流を抜きにしては成り立たないのです。

もし、相手と良好な人間関係を築こうと思うなら、人と話しているときには、相手を楽しませようという気持ちや、相手を退屈させないための気遣いが必要です。それには、相手の気持ちを想像しながら話を聴くことが基本になります。人は誰しも、自分に心からの関心を寄せてもらい、話を聴いてもらうことを望んでいるものだからです。

また、人が自分の気持ちを理解してもらったと感じることは、愛されたと感じることなのです。そして、それらの願いを満たしてくれる人と、関わりを持ちたいと思うのが人間です。

もっとも、その一方で、ただ自分の話を聞いてもらうだけでなく、相手の気持ちを知りたいとも思っています。それで、自分が話すばかりでなく、相手の話も聞くということになります。

こうして、お互いが相手に関心を持って聴き合うなら、それによって会話のキャッチ・ボールを楽しむことができます。人間関係における健康的な気の交流は、こうして生まれるのです。

しかし中には、一方的に自分の話をしまくる人がいます。そういう場合は、人間関係を成立させるのがとても難しくなります。お互いに、相手の心を想像し合わないと、対話者としての会話のキャッチ・ボールが成立しないからです。話が一方的であると、お互いが相手の話を聴き合うということにはなりません。話す人と聞く人という、一方通行の関係になります。対話が成立しなければ、一方的に話を聞かされている人は、ただ疲れていくばかりになります。

先に述べたように、人間関係の基本は、相手の気持ちを想像し合うことです。対話とは、お互いに、相手が関心を抱いていることを聴き合うことです。

気の世界もまったく同様です。先に述べたように、相手が何をどう体感しているかに関心を持つことが基本です。相手の体感を想像するのです。そして、もしわからなければ、相手に尋ねて聞くのです。

たとえば、先ほど述べた結心ですが、本当に相手の体感として結心が生じているのかは、判別性感覚ではわかりません。初学者のうちは、相手の人に尋ねて確認するしかないのです。

心の鏡で気を観る

ところが、だんだん相手の気持ちというものを想像できるようになってくると、これが変わってきます。人の気（無意識）が、わかるようになってくるのです。

果たして、どのようにわかるようになるのか？

自分の心の内奥のイメージ上に、相手の気（無意識）が、まるで汚れのない鏡に自分が映るように、〝わがこと〟として映るのです。この心の鏡が生まれるための前提としてあるのは〝人の気持ちや体感を理解してあげたい〟という想いです。それ以外の何ものもありません。

ここで、先の〝自分の後頭部の髪を、ひもで結ばれた人〟の話に戻ります。

その人は、自分の後ろ髪は見えませんが、鏡を使えば見ることができます。

それと同じように、結心でも、術者が「心の鏡」を使うならば、相手の体感を見ることができるのです。その心の鏡は、相手が感じていることを、心を集中させて想像することで生まれるものです。一心になって、気が透明に澄み切ると、それが心の内奥に生まれるのです。

先に述べた、〝まるで汚れのない鏡に自分が映るように〟とは、このことを意味しています。澄み切った自分の心の内奥に、相手の気の状態がイメージとして映るので「心の鏡」と表現しているのです。

想像はあくまでも他者のため

最初のうちは、他者の気持ちを理解しようと相手の体感を想像しても、往々にして自分の思い込みが混ざります。

たとえば〝相手は、ああ感じているんじゃないか、こう感じているんじゃないか〟と想像します。しかしそれが、自分の勝手な思い込みの投影に過ぎないことは、よくあることです。一体どうしたら、自分の思い込みを排除することができるのでしょうか？

いかに純粋に、相手の気持ちを想像することができるのでしょうか？　一体どうしたら、相手の感じていることが、心の内奥のイメージに映るほど、心が透明になることができるのでしょうか？

その基本的条件は、その想像は相手のためであるということです。相手を気遣うためであり、相手を喜ばすために行う想像だということです。

もしこれが、自分が気を認識したいがための想像だったり、自分の好奇心を満たすための想像だったり、相手を評価するための想像だったり、相手に好かれようとするための想像だったら、エゴが混じっていますから、心は透明になりません。自分のための想像と、相手に対する気遣いや相手の喜ぶ顔を見たいがための想像とでは〝気〟の状態が、まったく違うのです。

利他はテクニックではなく、パーソナリティ

繰り返しになりますが、自分のための想像と、相手に対する気遣いや相手の喜びのためにする想像とでは、同じ〝想像〟でも、意味や質がまったく異なるのです。自分のための想像は、何か自分に欲しいものがあってのことです。しょせん長続きしません。それに、自分のための想像では、関心が自分に向いているので、相手の気持ちはわかりません。したがって、気を認識することもありません。

動機が自分のためであれば、相手の気持ちや体感を想像することに対して、すぐに興味を失い、いつの間にかやめてしまいます。それに、単なる相手への好奇心からする想像では、相手の無意識は、何かイヤな感じを受けるのです。

ここでちょっと、〝想像〟してみてください。

たとえば誰かに、あなたの気持ちを、

（1）単なるあなたに対する好奇心で、想像されているとしたら……。
（2）気を認識できるようになりたくて、想像されているとしたら……。
（3）あなたの気を引きたいから、想像されているとしたら……。
（4）あなたを評価しようとして、想像されているとしたら……。

果たしてあなたは、どう感じるでしょうか？

たとえば、誰かに好かれたくて、人の気持ちを想像しているとします。それは裏を返せば、好かれる必要のない相手の気持ちは、想像しないということにつながります。好かれようとする相手に対してだけ、いくら共感的な想像の心を集中させても、〝人の喜びのため〟という、利他的な習慣は生まれません。

人の喜びのために行う利他的な想像は、幸福力の源泉です。それは、単なる人間関係のテクニックではありません。

幸福力とは人間力で、あなたのパーソナリティそのものから生まれるものなのです。

心の鏡は利他的想像

想像が一〇〇%相手のためであり、相手を理解したくてするものであれば良いのです。しかし先に述べたように、そこに少しでも自分のためという想いが入ると、心の鏡は生まれません。相手の気が、自分のイメージ上に映ることはないのです。

気がわかるか否かは、今この瞬間に、どこまで相手のためという気持ちに、純粋になり切れるかにかかっています。

もっとも人間は、なかなかそうなれません。そこで利他的な心を集中する、祈りや念仏・瞑想などの修行が必要になってくるのです。想像に自分のためという要素がまったく入らないようにし、それを心の習慣になるまでに持っていくのです。心の集中が自分のためでは、残念ながらその努力は無駄になりますから、自己関心に陥らないようにする注意が必要です。

自分のエゴが見えていることが必要

〝自分のため〟が入らないようにするためには、基本的な前提があります。それは、自分の内に潜む〝自分のため〟という、エゴの片鱗《へんりん》が見えていなければならないということです。誰の心の中にも、こうしたエゴの心はあります。しかし通常、これにはなかなか気づきません。

そもそも人は、利他心を成長させようという気持ちがなければ、今のままの自分で良いと自らをよしとします。また、〝どうせ自分なんかダメなんだ〟というのは、一見謙虚な態度のように見えますが、そうではありません。これもまた自分をよしとすることの一種なのです。それが証拠に〝どうせ自分なんかダメだ〟なんて言っている間は、決して自分を変えようとしません。したがって、そこから利他的なたましいが育つことはないのです。

相手の無意識が心の鏡に映る

さて、自らの心を正しく見ることができることを、仏教では「正見《しょうけん》」と言います。これには、自らの内に潜むエゴを見抜く智慧《ちえ》も含まれています。

智慧をもって、気を観ることができるようになるには、あるいは大乗仏教の利他的な修行抜きには、語れないかも知れません。智慧は、他者のための祈りの心を集中させることによって、開かれていくからです。人が智慧によって、相手を利する（喜びを与える）ための想像に心を集中したとき、自らの内奥にある心の鏡に、気や経絡、また相手の無意識が映ります。東洋医学の経絡診断や治療は、このような気と無意識のメカニズムによって行われます。

それはさておき、相手の気持ちや状況を尋ねるのは、人を気遣う上での基本と言えます。また、その心なくして、気の世界も理解できません。気の世界は、無意識に属するものなのです。ここで話を簡単にまとめると、以下のようになります。
（1）相手の心やからだが感じている気を、私たちの意識は認識することができない。
（2）相手に尋ねたり想像したりして、理解するように努める。
（3）相互の対話はこうして生まれ、そこにおける気の交流が、豊かな人間関係である。
こんな感じになります。

人生の命題

先に、自分の話を聞いてくれている人の気持ちは、自分ではわからないと述べました。自分の与えている印象や、自分が出している気がどんなものであるかは、自分では、なかなかわからないものです。

しかし、これが気を受けている相手には感じられるのです。

実はここに〝存在とは何か？〟という命題のヒントが隠されています（それは、どうしたら幸せになれるか？　についてのヒントでもあります）。

果たして、あなたの存在とは一体何でしょうか？

通常〝存在〟と聞くと物質を思います。固定的な何かをイメージします。それは私たちが、自分が意識できるモノ（物体）を存在だと思っているからです。からだが、自分の存在だと思っているからです。だから人生を物的な事象だと思うのです。

しかし果たしてそれは正しいのでしょうか？

そもそもあなたは、物的存在でしょうか？

それとも、あなたが他者に対して与えている〝気〟（あなたを通して感じる体感や気持ち、あるいはイメージ）でしょうか？

また世界とは、机や車などのような物的存在を言うのでしょうか？

それとも、あなたの心が世界として見ているイメージを言うのでしょうか？

人生とは物的現象でしょうか？

それとも、あなたの体感や気持ち、また感情的体験という〝物語〟なのでしょうか？

存在や世界、また人生を、モノだと思うか気だと思うかによって、人生観や世界観、また生き方は、ずい分と異なったものになるのです。

どちらを選ぶことも自由です。

しかし、もしそれによって、人生の意味や幸不幸が分かれるとすれば、果たしてどうでしょうか？

ここでちょっと立ち止まって考えてみる価値は、あるのではないでしょうか？

あなたの存在とは？

まず、他者のことから考えてみてください。あなたにとって他者の存在とは、単なる物質現象でしょうか？　違うと思います。

他者存在は、他者の〝からだ〟ではありませんね。もし仮に、誰かのからだだけがあって、一切のコミュニケーションがなかったとしたら、どうでしょう？　あなたが、そのからだに対して何らかのイメージを投影しなければ、それは存在していないのと一緒ですね。したがって、その人をイメージした時に生じる様々な感情が、あなたにとっては、その人の存在であると言うことができるでしょう。たとえば、顔と言えば、単なる造りではないはずです。その人の表情によって、あなたが体感する何かのはずです。たとえば、その微笑みによってあなたが感じるくつろぎの感情、あるいは、その逆の緊張などです。

ということは、他者にとって、あなたという存在もまた、単なるあなたのからだそれ自体ではなく、あなたが他者に与えている感情や体験だということです。

ここで先ほどの話と、どうつながるのでしょうか？

それは、あなたの意識が認識するモノとしてのからだ自体は、他者にとっては、あなたという存在ではないということです。

モノとしてのからだは、物理的に測定できます。あなたは、それが自分の存在だと思っているかも知れません。しかし実は、誰の人生にとっても、それが〝存在〟とは言えないのです。

繰り返しになりますが、他者にとって存在しているあなたは、あなたが他者に与えているイメージです。そして、それに伴って生じる諸々の感情や体感であり、〝気〟なのです。だから自分の存在とは、意識でもなければからだでもありません。他の人の〝存在〟もまた同様です。

このことをお釈迦さまは、「諸法無我」（一切はそれ自体では存在していない）とおっしゃいました。

世界とは何か？

また私たちは、〝世界〟と聞くと、つい人を抜きにしたモノ、物的現象を考えてしまいます。しかし本当は、人を抜きにした世界など存在しないのです。少なくとも一人を抜きにして、世界は成り立ち得ません。

そしてその一人とは、あなたのことです。〝世界〟とは何か？　それは、あなたが外界に抱いているイメージのことです。実はあなたは、過去の集積によって外界に抱くイメージを、外部世界に投影して世界を観ているのです。このため、自分に快さを与えてくれたモノには、好意や欲求を持ちます。また逆もあるでしょう。

先に他者とは、モノとしてのからだでなくイメージだと述べました。世界もまた同様です。他者の存在がモノとしてのからだではないように、世界もまた物的現象ではありません。

他者とは、その存在があなたに与えているイメージであるように、外部世界もまた、〃あなたに与えているイメージ〃です。あるいは、〃あなたが外部世界として抱いているイメージ〃自体です。外部世界とは、物的事象そのものではないのです。

人生とは何か?

もし仮に、世界が物的現象だったら、人生の価値はモノに還元されることになります。もっとも、世界とは物的現象であるというのは、この世の常識です。だから、一般に人生と言うと、モノの延長線上で考えてしまいます。モノのやり取りが人生だと思ってしまうのです。

一般的に人々は、どんな地位を得たとか、どんな家を建てたとか、財産がどうだとか、それらが人生の価値だと考えがちです。それは物的現象が人生だ、というイメージを持っているからです。

しかしこれは、人生に対するとんでもない誤解です。このため多くの人が、この誤解を元に人生を無駄に過ごし終わっていきます。

他者とは？　世界とは？　存在とは？　すべてはイメージに伴って生じる感情であり体感、体験です。だから人生もまた、イメージや感情、またことばによって紡がれる物語以外のなにものでもないのです。

そして物語は、主人公が一人では成立しません。物語は、人間関係からしか生まれないのです。つきつめて言えば、人生とは人間関係から生まれる、イメージと感情の物語のことなのです。

あの世（浄土）の音楽を聴く

時間軸で考えると、人間存在は物語であり、音楽です。ここに音楽が加わるのは、別に私がミュージシャンだからではありません。音楽とは空気の振動であり、量子力学によれば、物質は波動を持った素粒子です。学者の中には、宇宙に存在する基本的な力は、超空間における弦の振動だと考える人もいるぐらいです。

宇宙の起源と音楽、とまで言わなくても、人生と音楽とには密接な関わりがあると言えるのではないでしょうか。たとえば、人生のバックグラウンドには音楽が必ずあります。誰しも人生のいろいろな時期に関わる、思い出の音楽を持っています。村上春樹さんや大崎善生さんの小説にも、場面ごとに音楽が出てきます。

私が、あらゆる存在の背後に音楽があることを認識したのは、僧侶養成の最後の「加《け》行《ぎょう》」という三週間の修行に入っていた時でした。

行に入って数日後から、お経がメロディを伴う音楽として聞こえ始めたのです。最初は〝気のせいかな？〟と、首を傾げました。〝それとも実際にメロディなのだろうか？〟とも思いました。

しかし理性的に聞いてみると、別段お経にメロディがついてはいないのです。そこで、〝これは音楽ではない〟と頭ではわかるのです。

でも、やがて各種のメロディが、どんどんはっきりと聴こえるようになってきてしまい、ついには、どうしても音楽としか聴こえなくなってきてしまったのです。それだけではありません。音楽が光になってというか、何やら実体をともなって空中に浮かんでいくのが、見えるような気にすらなってしまいました。

それで一生懸命、〝これは気のせいなんだ。これは、気にしちゃいけないんだ〟と自分に言い聞かせていました。

それでも、とうとうお経がオーケストラのような大音楽として聴こえてくるまでになり、二週間を超えたあたりで、もはや抵抗することをあきらめました。いつまでも理性で抵抗を続けるのも疲れるし、お経を聞いていない時ですら音楽が聞こえ続けるようになっていたのです。結局、二十四時間、音楽の大河の流れに浸ったまま、三週間の行を終えたのです。

経典によると、浄土では音楽が流れているそうです。また音響忍《おんごうにん》といって、音の響きによって悟ると説かれています。それで今、私は思うのです。あの世（浄土）はこの世の向こう側にあるだけで、この世には実際には常に浄土の音楽が流れているのではないか、と。あの時は、たまたま壁が消えて、もろに浄土の音を耳にしてしまったのかも知れません。だからこの世では、メロディのないお経を聞いていたとしても、実際の壁の向こう側では、音楽として鳴り響いているのではないかと思ったりもします。

念仏修行で三昧に入ると音楽が聴こえてくることは、古来から言われてきたことです。今でも、修行する人たちの間からは、念仏中に音楽が聴こえるという話を時おり耳にします。そういえば、シャガールの展覧会に行った時に、絵から音楽が聴こえてきてびっくりしたこともありました。

存在とは物語である

ここで話を戻すと、聖書や仏典はすべて物語で構成されています。また小説や映画は人々に繰り返し語りかけます。それは、人間存在が物語であるからに他ならないのです。人生とは何か？　それは、人間関係によって紡ぐ物語なのです。

ということは、その辺から、人生を豊かにするためには、何をすれば良いかが見えてくる、ということではないでしょうか？

そこで、誰もが考える「幸せになる方法」を、一緒に考えてみたいと思います。

他者の存在がからだではなく、自分に与えているイメージ（あるいは自分が抱いているイメージ）だと述べました。また、他者にとってあなたの存在も、またそうであるということも。さらに、人間関係が人生そのものであるとも述べました。

存在はモノとしてのからだではなく、お互いに与えるイメージと、それに伴う感情です。だから、個としての存在は成立しません。お互いに〝他者にとっての自分〟でしかあり得ないのです。

ところが、それを〝自分にとって〟というモノサシで他者を観るという間違いを犯すのです。このモノサシは、自分にとって損か得かという計算です。それは、自己が個として存在するという根本的な誤解から生じるもので、それでは幸福力はつかないのです。

もしあなたが、自分の存在を良きものにしたければ、〝他者にとっての自分〟という人生スタンスを持たなければならないのです。〝自分が他者に与えられるものは何か？〟を人との関わりの基準におくことが、幸福力をつけるための第一歩になるのです。

いくら自分が他者から得る自己満足を追及しても、心は永遠に砂漠をさまよい続けます。そもそも人間は、同じようなタイプの人間としか、最終的にはつき合えないように、因縁でアレンジメントされているのです。

だから、もしあなたが損得の基準で他者を観るならば、あなたを損得の基準で観る人とつき合うようになります。それは、世界は自分の心の反映として現象するからなんです。これって砂漠ではないでしょうか。

逆に、あなたが他者に良きものを与える存在であれば、他者に与えるような人たちと、最終的には出遇っていくんです。これって、実にハッピーなことですよね。「花さかじいさん」だって、正直者で優しかったから、最後にはハッピーになったんですよね。

人間界は、いろんな心のレベルの人が、同じ次元で住んでいます。天人のような心の人もいれば、からだは人間でも、動物のような心の人もいます。しかし、これがあの世という霊的世界になると、完全に次元が分かれるのです。たとえば天上界、餓鬼道など、心のレベルによって、住む世界は完全に異なるのです。

話を戻すと、宇宙の法則として人は、他者に対して、喜びやくつろぎなどの体験を与える存在となれることが、幸せ力をつけることになります。

自分が人からしてもらいたいこと

では一体どうすれば、喜びやくつろぎを与える存在になることができるのでしょうか？これを理解するには、あなた自身が他者から何をされたら、喜びやくつろぎを感じるかを考えればよいのです。まあ、基本的に人が喜びやくつろぎを感じるのは、自分が大切な存在であると感じた時でしょう。

人は誰しも、自らの重要感を高めることを必死に望んでいるというのが現実です。もっとも、宮沢賢治みたいな人だと〝誉められもせず、苦にもされず、そういう人に私はなりたい〟ということもあるでしょう。賢治自身は法華経の熱心な信者でしたから、きっと仏さまとの感応同交《かんのうどうこう》（霊的交流）があったのだと思います。

神さまや仏さまと交流すると、自分は神ほとけの〝一人子〟であるという実感がわきます。それは、宇宙を尽くして、神さまの最も大切な、ただ一人の子であるいう実感です。これは、とてつもなく大きな自己重要観であると言えます。そうなると、他者（人間）から重要感をもらうことは、あまり重要ではなくなります。

基本的に人間には〝自分は大切な存在だ〟という実感が必要です。実際、誰しも一人ひとりが、神ほとけの一人子で大切な存在なのです。

それにも関わらず、その実感が持てないでいる。それで無意識に、その実感を必死に求め続けることになります。

普通は、なかなか神ほとけの一人子であるという実感を持つことは難しい。それで、神ほとけから、その実感をもらう代わりに、他者から自己重要感をもらおうとしているのです。

ここで、自己重要感を得るための方法として間違えやすい例を、ざっとあげてみます。

（1）他者に対して優越感を感じて（上に立って）自己重要感を高めようとする。
（2）人の話を聞かないで、ひたすら自分の話をする。
（3）自慢話をする。
（4）他者を批判する。
（5）他者を軽んじる。

（6）暗く振る舞ったり、人を暗い気持ちにさせる。

これでは、まるで〝どうか自分を嫌いになって〟と人に頼んでいるようなものですね。

ではどうしたら良いのか。

簡単に言えば、自分の重要感を高めようとするのでなく、他者の重要感を高めれば良いのです。すなわち、このリストの逆です。

自分の欲していることを他者に行うのが、聖書以来の黄金律です。だから基本は、他者の重要感を高めることにあります。

ここで、先のリストの逆を、その黄金律に従って書いてみます。

（1）人の長所に感心することで、他者の重要感を高める。
（2）人の話を関心を持って聞く。
（3）自分のお間抜け話をする（他者をリラックスさせる）。
（4）他者を誉める。
（5）他者を大切にする。
（6）他者を楽しい気持ちにさせる。

黄金律を習慣にする

根本的な問題は、自分がどのような存在として他者に映っているのかがリアルタイムではわからない、ということです。

つい、人の重要感を高める代わりに自分の重要感を高めようとしてしまったりします。上下関係に縛られた会社等の団体における人間関係ならいざしらず、お互いが対等な人間関係では、その結果には、悲惨なものがあるかも知れません。

自分が相手に与えている気が、どのようなものか自分ではわかりません。

それは、自己の意識している自分が〝存在〟ではないことに気づかないからです。

これまで繰り返し述べてきたように、自己の存在は、他者に与えている気そのものなのです。だから、先に「結心」について説明したところ（13頁）で、気の世界では行為をした側の人はその結果を認識できないと述べたように、自分にはリアルタイムではわからないのです。そしてその長い間の集積の結果は、どのような人間関係を築いているかで、やがて体験することになります。

誰しも幸せになることを望みながら、幸せになる方法を間違えます。それは幸福の定義を間違えるからです。

実は、幸せとは何かといえば、それは、あなたの行為によって他者に与えた喜び、それ自体なのです。他者にとってあなたとは、あなたに対して抱くイメージなり感情です。だから、他者があなたを通して感じる喜びそのものが、あなたの幸せに他ならない、ということです。

したがって、幸せ力を身につけたければ、先の黄金律リストのように、他者に喜びを与え続けていれば良いのです。やがては、それ自体に幸せを感じるようになるはずです。それは、一体なぜでしょう?

たとえば、あなたの行為によって他者が喜びを感じたとき、その人はあなたに微笑みます。それが、あなたに喜びをもたらします。人が誰かの笑顔を見るとき、幸福を感じる脳内物質が分泌されるようになっているからです。

それらの物質は、脳科学者の茂木健一郎さんによると、エンドルフィン（鎮痛作用はモルヒネの三倍）、セロトニン（不安を鎮め、憂うつを取り除く）、オキシントン（結びつきの気持ちを生む）、ドーパミン（警戒心と喜びをうながす）などです。あなたが人に喜びを与えると、その人の笑顔は、あなたのイメージ（潜在意識）にインプットされます。そしてその人を思い浮かべるたびに、あなたの脳には、エンドルフィン等の幸福を感じる化学物質が分泌されるのです。

ですから、そのような人間関係が多ければ多いほど、あなたは生きる幸福を感じるようになります。幸福力とは、あなたが人に与えている喜びの数です。それが多ければ多いほど、あなたは幸福な気持ちで生きていることになります。

逆に、あなたが他者にストレスを与えているとしたら、どうでしょう？　ストレスを与えたときの、相手のつらそうな顔のイメージは、あなたの無意識にインプットされます。するとあなたが、その人の顔を思い浮かべるたびに、コルチゾール、アドレナリン、ノルアドレナリンなどのストレスホルモンが分泌されるのです。

ストレスホルモンの分泌は、高血圧や免疫機能の低下をもたらします。また、不安やうつ状態に対する抵抗力を弱めたりもします。これらは、病気の原因となり得るのです。

たった一時、自分の重要感を高めるために他者にストレスを与えると、その集積の結果は、気がついたら周囲に誰もいない悲しい状況として、自分に返って来てしまいかねません。

ならば黄金律リストを心がけるようにした方が、よほど結果オーライだと思うんですけどね。

黄金律リストが習慣になりさえすれば、幸せになることは、案外簡単なことなのかもしれません。それは、誰でも子供の頃に体験する、自転車に乗る訓練みたいなものかもしれません。最初は難しくても、やがては無意識にすいすいと……。
さあ、今日から自分もがんばろう。人に説教ばかり垂れていないでな。

第二章　たましいの成長と幸福力

他者に良きものを与えることを願う「利他」の精神。それは、健康的な人間関係を創り、また幸福になるためには不可欠なものです。

しかし、いくらこのことを自分に言い聞かせたところで、私たちの生き方が、利他的なものに変わるわけではありません。そこで、私たち人間は、幸福力が高まるようにたましいを育てていく必要があるのです。

幸福力が高いか低いかは、どれだけ利他が自然にできるようになるかによります。行動の動機が、人の喜ぶ顔を見たいからであれば、幸福力が高いと言えるでしょう。

幸福力があれば、幸福感が内から湧いて来ます。そして、それにふさわしい外の状況を呼び寄せます。外から棚ぼた式に幸福がやって来るのを待っているだけでは、幸福はやってきません。幸運を呼び寄せる状況を生み出すのは、本人の持つ〝幸福力〟なのです。

とはいえ、幸福力をつけるには、心身の修練が必要です。もっとも、エゴの本音から言えば、〝幸福にはなりたい。良い運命も欲しい。でも、努力はしたくない〟でしょう。エゴは、幸福力という宝を求める困難な心の旅を、したいとは思いません。家で待っているだけで、宝が降って来ないものだろうか、と思います。だから、幸運グッズなんかが売れたりするのです。

しかし前章で述べたように、独立した個はなく関係性こそが存在です。だから、幸福になるには、宇宙の法則通りに生きること。また利他的に生きることは、絶対条件なのです。しかし通常、これの逆を思ってしまうのです。誰の無意識にも〝幸福になることは、自分が得をすることだ〟という思い込みが、染み付いているのです。

この刷り込みは、人間の業（カルマ）のようなものです。容易に取れるものではありません。その結果、ほとんどの人が、自分がいかに得をするかだけを考えるということになります。そして〝自分以外の皆は幸せで、うまくやっているのになあ……〟とため息をつき、一人肩を落としていることが多いのです。幸福を望みながら、その逆の生き方をしてしまうためです。

心の影が姿を現すとき

自然な利他心が湧いて来るようになれば、幸福力はついてくるのです。それさえ身に付いたら、幸福国行きの切符を手にしたようなものです。

しかし、人が利他心を出そうとすると、これと真逆の心が、自らの影として現れてきます。人間の業は、幸福力がつくことを邪魔するのです。このため影と対決し、これを乗り越えていくことが必要になります。実は、それこそがたましいの成長であり、また幸福力を育てていくことなのです。

そもそも、人間の心の中には光もあれば影もあります。心の明るさや思いやりなどのポジティブな側面は光です。しかし、私たちはネガティブな面も、心の影として抱えています。それはたとえば、未来に対する悲観的な想いも含みます。〝自分さえ良ければ……〟というエゴ心ももちろんそうです。通常、これらの影は無意識下にあって、はっきりと気づいていないことも多いのです。

私たちが、利他心を抱き、また人に対する思いやりや、ポジティブで明るい心であろうと努力すると、その真逆の心が現れてきて気づかされるのです。真逆の心とは、〝他人など、どうなっても構わない〟という、ネガティブで暗い心のことです。私たちが、ポジティブであろうとすればするほど、心の影は、浮き彫りになっていくという傾向があるのです。それはあるいは、鏡をきれいに掃除すればするほど、そこに映る自分の姿のアラが見えてしまうようなものかもしれません。いつも鏡で自分の姿を見ながら日常生活を送る人がいないように、影は日常生活では認識されません。

しかしたとえば、あなたが他者の幸福を願うという、無我心や愛他的な心（他を愛する心）を抱こうとします。そして、そういう自分であろうとすればするほど、先に述べたように、それと反対の心が、影として自らに潜《ひそ》んでいることを自覚させられるのです。

すなわちあなたが〝みんなが幸せになって欲しい〟と願えば、自分の中にある〝自分さえよければ良い〟という想いが浮き彫りになります。また〝他の人のことなんか知るもんか〟という心が自らに潜んでいることを、自覚させられることになるのです。あなたが他者に対して、ポジティブであろうとすればするほど、影はあなたの心の中で、その姿を明確に現すのです。

影との対決と宝の獲得

昔話には、鬼退治の物語がよく出てきます。若者が森の怪物と闘ってこれを倒し、宝物を村人に持って帰るとか、お姫様と結婚する等のお話です。

物語に出てくる森は、無意識の象徴です。そして怪物が象徴的に表しているのは、心の中のネガティブな側面、すなわち自らの心の影です。

一方、宝物は幸福の象徴であり、お姫様との結婚は、ユング心理学的な解釈では心の全体性を獲得すること、すなわちたましいの獲得です。

昔話には、〝幸福とたましいの獲得〟という、時代や文化、地域の違いを超えて存在する、人間の普遍的なテーマがこめられています。「桃太郎」もそうですし、映画になった「ロード・オブ・ザ・リング（指輪物語）」も同様です。自らの心の影と直面すること。すなわち影と闘い、これに打ち克つこと。宝（幸福）を得て、たましいを獲得すること。そうした心の成長物語が語られているのが昔話です。

人が昔話に出てくる若者のように、幸福という宝を求めて〝利他の修練〟という心の旅に出ると、昔話のように森の怪物が襲いかかってきます。自らの心の影が、その前進をはばもうとするのです。

こうして人は、利他心を喚起すればするほど、その逆の心が自分の無意識に内在していることを、見せつけられることになります。人が幸福力トレーニングの修行に挫折するのは、これが最大の原因です。それまでは、意識化されることのなかった、無意識の逆襲に負けてしまい、修行が続けられなくなるのです。

幸福力トレーニングの修行という心の旅に出た人は、遅かれ早かれ、必ず森の怪物と出くわします。それまで無意識に潜んでいた、自己の心のネガティブな部分、自分では決して見たくない影に直面させられることになります。そして、ここからが本当の修行の始まりです。

昔話では、宝を求めて旅に出た若者が、森の怪物に出会い勇敢にこれと闘います。そして見事、宝を獲得してお姫様と結婚します。その後、若者は、村（日常の象徴）に帰ってきて、村人たちに宝を分け与えます。すなわち、利他を実践するのです。

自分探しの旅は、たましいの死と再生が目的

子供が大人になるにつれて、よく、膝が痛むなどの〝成長痛〟が起きます。

また思春期は、子供から大人になるという肉体的な変化の時期です。心が不安定なり、大きな苦しみや悩みを抱いたり、また葛藤したりします。ある意味それは、それまで子供だった自分が死んで、大人として生まれ変わるということです。だから、内的には劇的なことが起こっているのです。

このためかつての人類や、また未開社会では、通過儀礼をシステムとして持っていました（います）。それは、子供から大人になるという、内的な死と再生を象徴的に体験するためです。

たとえば、バンジージャンプなども、元々は南太平洋のニューヘブリディーズ諸島バヌアツ共和国の小島で行われていた、大人になるための通過儀礼でした。その他にも、抜歯の儀式や、墓場で過ごすなど、子供が死ぬほど恐ろしい体験をして大人の仲間入りをするという、様々な通過儀礼の儀式があったのです。現在は、一般にそのような社会システムがありません。そこで各個人が無意識に、象徴的な死と再生の体験を求めて行動することになります。青少年が行う、オートバイでの危険な暴走や、自分探しの旅なども、たましいの死と再生の体験を、無意識に求めてのことだと思います。かつて私も、インドを数か月貧乏旅行してマラリアにかかり、死にかけたことがあります。

もっとも現在は、死と再生の内的な体験を得ることは、なかなか難しいと思います。大人になり切れない人が多いのは、あるいはこのためかもしれません。クレイマーやモンスターペアレンツなどは、大人になり切れない人たちとも考えられます。

肉体が子供から大人になるというだけでも、成長痛が起こったりするのです。精神的には、それ以上の象徴的な死と再生の体験が必要です。別の言い方をすれば、あらゆる成長には苦しみがつきものだということです。

利他心＝幸福力を身につけるという心の成長も同様で、これは古い心を捨てて、新しい自己として生まれ変わるということです。したがって、内的な死と再生の体験をすることになります。

西洋の心理学と仏教の唯識

幸福力を修練する過程で、人間の心の内面から、一体どのようなものが表れてくるのでしょうか？

一般に、人間の心の内面については、西洋の精神分析学が詳しいと思われているかもしれません。しかし西洋で無意識の存在があきらかになったのは、ようやくフロイト（１８５６～１９３９）以降の二〇世紀に入ってからのことです。

フロイト自身、最初はインチキ呼ばわりされていました。無意識や潜在意識という用語もなく、エス（es＝あれ）と呼んでいたのです。フロイトの弟子、ライヒに至っては、逮捕され、獄中で発狂死したぐらいです。

今は有名なユング（１８７５〜１９６１）心理学にしても、最初から理解されていたわけではありません。当初、ヨーロッパでは理解されず、六〇年代になってから、ようやくアメリカで理解されるようになったのです。聞くところによると、それはＬＳＤを服用して幻覚体験をした人たちが、ユングの説く元型のイメージを見たからだそうです。

元型とは、人類の無意識に普遍的に内在するイメージのことです。たとえば、母性の象徴イメージとして、西洋には聖マリアがあり、東洋には観音菩薩があります。これは、母性のポジティブ・イメージですが、一方、そうした聖なる母の影として、西洋には魔女、また東洋には鬼婆等のネガティブ・イメージがあります。

さて当時、ＬＳＤは非合法ではありませんでした。また精神科医たちが、統合失調症の治療には、ＬＳＤが有効ではないかと考えていた時期もあり、このため多くの精神科医が、自ら服用してその効果を試していたと、私がかつて勤務していた精神科病院の医者に聞いたことがあります。ユングも精神科医でした。もしかしたら、最初にユングを理解したのは、ＬＳＤの服用によって幻覚体験をして元型的なイメージを見た精神科医たちだったのかもしれません。

先に述べたように、西洋の心理学は近代になってやっと発達してきたもので、極めて浅い歴史しか持っていません。

しかし仏教では、西洋で心理学が発達するよりもずっとはるか昔に、すでに深い心理分析を発達させていました。それは唯識《ゆいしき》学と言って、潜在意識についての学問です。唯識学は、無意識に何段階もの深さがあることを突きとめていたのです。

仏教の霊界ものがたり

仏教の唯識学は、学ぶのに七年かかると言われているほどで、ここで詳細を述べる余裕はありません。しかし地獄や浄土などの、仏教で説いている霊界を含む十段階の世界についてて述べることにしたいと思います。

かつて西洋に、スエーデンボルグ（1688〜1772）という人がいました。科学者、政治家でキリスト教徒でしたが、霊界を旅する特殊な能力を持っていました。

彼がペンネームで発表していた霊界探訪記を読むと、仏教で説いている修羅や餓鬼道にそっくりの世界が描写されていることに驚かされます。ちなみに、スエーデンボルグを日本に紹介したのは、禅で有名な鈴木大拙博士だったそうです。

もちろん人によっては、〝この世しか存在しない。死んだら、ハイそれまでよ〟というコンセプトを信じて疑わずに生きている人もいることでしょう。しかしそれは問題ではありません。というのは、これらの霊界に象徴されている人間の心が、誰の心の内面にも存在しているという認識こそが大切だからです。

さて、仏教で説く、どんな人間の心の中にもある十の世界。それは、大きくは四つの悟りの世界と六つの迷いの世界（輪廻する世界）に分かれます。

まず以下が、四つの悟りの世界です。

仏　……宇宙一切をわれとする。

菩薩……一切の生きとし生けるもののために、浄土（悟りの世界）への橋渡し的存在となる。

縁《えん》覚《がく》……自然を観じて悟りを得るが、自己の救済に留まる。

声《しょう》聞《もん》……仏の教えを聞き自身の悟りを達成するが、自己の救済に留まる。

また、六つの迷いの世界の心は以下です。

天上界……広く世界を愛する心。

人間界……ギブアンドテーク。世間並に生きようとする。

修羅界……他の人に優越したい。他を見下して威張りたい
畜　生……自分の心が見えない。自分のエゴを恥じない。
餓　鬼……感謝がない。自分の損得に執着する。他者のエネルギーを吸う。
地　獄……他者の苦しみを、ほくそ笑んで楽しむ。

意外に思われるかも知れませんが、天上界もまた、仏教では迷いの世界なのです。なぜなら、広く世界を愛する心と言っても、あくまでも自分を中心に世界を見ているからです。仏教では、自分を中心にして世界を認識するのは、「権《ごん》であり実《じつ》にあらず」(仮のものであり真実ではない)と言います。

仏教の一切認識智とは、自分の側から世界を観ていることを言うのではありません。宇宙一切の、個々事々物々の存在自体から宇宙を観ていることなのです。

天上界の悟りのたとえをあげてみましょう。あるインドから来たヨガの先生が、アメリカの大学で講演をしました。その時、聴衆の一人が「悟りとはどのようなものですか?」と質問したのです。先生の答えは、「世界中が自分の恋人のようなもの」というものでした。これは、自分を中心として世界を見ている、天上界の境地です。

天上界の境地は、一見、悟りとよく似ています。それは、シッダルタ(お釈迦さま)が悟りを開かれる前の逸話にもあります。アララ仙人のところで修行していたシッダルタは

〝何も思わない。思わないということも思わない〟（非想処非非想処）という境地に達しました。しかし、これが真の悟りでないことを見抜き、アララ仙人の元を去りました。

霊的な修行をしていると、時に、霊的な世界を見ることがあります。そして、それが天上界の境地に過ぎないのに、自分は悟ったとカン違いする人が、今も昔もたくさんいます。こうして、今日もまた、教祖（グル）とその信者たちが誕生するのです。

天上界の境地は、真の悟りではありません。極めて不安定なものです。だからある時期、心が天上界にいたとしても、次には地獄に行ったりもします。最初はまともだった教祖（グル）がだんだんとおかしくなっていき、ついに信者が被害に遭うという図式は、これを原因として生まれるのです。

信者の中には、まるで虐待を受けている子供みたいに、たとえ自分が被害を受けていても、教祖は自分が悪いから叱っているのだ、と考える人も多いと思います。それは、教祖に父親イメージを投影することで起きるのです。もっとも、人間の心のメカニズムとして、指導者や先生にそのようなイメージを投影するな、という方が土台無理な話なのです。

だから本来ならば、リーダーになった方が人を支配しないように注意しなければならないのです。しかし天上界教祖のほとんどは、いつしかその地位を利用して人を支配するという修羅の心に陥ってしまいます。

カルトの教祖に注意あれ

もしあなたが、教祖（カルト・グル）的な人と出会ったとします。そんな時は、カルト・グルに引っかからないための、何らかの判断基準を持っていると良いかも知れません。たとえば、以下のいずれか一つでも当てはまるようでしたら、そいつは怪しいと思って間違いないでしょう。カルト・グルにはまると幸福力が落ちてしまいます。要注意です。

カルトの教祖（グル）／その四原則

1．カルト・グルは、自分を神（あるいは、その化身）とする

本物ならこんなバカなことは言いません。自分は、神の言葉を伝える者であるというのなら、まだ話はわかります。

そもそも、お釈迦さまの悟りから言えば、諸法無我であって、独立した個の存在はありません。因縁という関係性だけが存在するのであって、特別な個という存在はないのです。それを、〝自分は神の化身〟などと言って、自分一人を特別な存在だとするようでは、悟

りというものがまったくわかっていないのです。恥ずかしげもなく、そんな迷いごとを言うようでは、どうしようもありません。

また、本物の人には必ず師匠がいます。たとえば、永平寺を開いた曹洞宗の開祖、道元禅師は、師匠を捜し求めて中国まで行きました。そして如浄《にょじょう》さんという、立派なお師匠さんに出会いました。

浄土宗を開いた法然上人は、どのような人でも救われる道を求めました。そして諸国を歩き、絶望のあげく『一切経』（五千六百巻あるすべての経典）を読んだのです。その結果、最後に師匠と仰ぐに至ったのが善導《ぜんどう》大師です。法然上人にとっては五百年前の人です。しかし心が通じていたので、夢の中でお会いできたそうです。

ちなみに、一切経を全部読み終わるのに、朝から晩まで読んでも、少なくても三年から五年はかかると言われるものですが、法然上人は通算で五回も読んだとのことです。

なぜ十界のすべてが自らに内在しているのか？

ソクラテスは〝汝自身を知れ〟と言いました。自分というものを知っていればいるほど、先に述べた、自分の心の中の世界が明らかになります。自分の心を見抜くのが智慧の本質ですから、本当なら、自分は神だなんて、とても恥ずかしくて言えないはずなのです。例外なくどの人の心の中にも、仏から地獄までの十界がすべて内在しているからです。

それはなぜか？　他者の心に共感するためです。

たとえば、罪を犯して長年刑務所暮らしをしている人がいるとします。そのような人に、いくら、〝人に迷惑をかけてはいけない〟だとか〝利他の心が大切だ〟などと言ったところで、何の役にも立ちません。そんなお説教で、人は救われることなどないのです。

その人の心がもし救われるとすれば、それは他の人に自分の心を理解されたと感じることができた時だけなのです。

したがって、罪を犯した人と接するには、自分にもまったく同じ心が内在していることを、完全に自覚していることが必要です。その上で、共感的に話を聞いたなら、その人の心にも救いが生まれる可能性があります。

これは、何も犯罪者に限ったことではありません。何らかの罪の意識を抱いて苦しんでいる人に対しても同様です。その人に共感するには、自分が相手と同じその心を持っているという認識抜きにはできないのです。

誰の心にも、十界のすべてが内在しています。それは、他者の心に共感して理解するためにほかなりません。十界のすべては、お互いを含み合っています。宇宙には、誰かだけが神の化身などという、例外はないのです。

2．カルト・グルは、自分を笑わない

人の心の健康度を示すバロメーターは、自分の愚かなところを見ることができるかどうか。そして、それを笑えるかどうかです。

たとえば私などは、自分自身のバカさかげんを笑えない人とは、友だちになりたくないですね。〝おれは、教祖だ！〟なんて顔している人を見ると、つい、ほっぺたを両側から引っ張ってやりたくなります。

ある時、世界的に有名なインドのグル同士が、偶然、道ですれ違ったそうです。その時、お互い一言も口をきかず、重い沈黙と共に通り過ぎた、という話を聞きました。寅さんみたいに〝よっ、おっちゃん元気かい⁉〟なんて言い合えばいいのになあ、と思ってしまいます。

ところで、自分の愚かさを笑うユーモアは、どこから出てくるのでしょうか？

実はそれは、自分の愚かな部分にこそ、最も神の愛が注がれているという実感からなのです。

親鸞聖人は法然上人の教えに基づいて、悪人こそが浄土に往生するという、いわゆる

「悪人正機《あくにんしょうき》」を説きました。それは、自らの心の中にある、悪と自覚される部分にこそ、阿弥陀如来の慈悲が最も注がれているという、宗教的な実感に基づくものです。

キリストの〝幸いなるかな心貧しき人。天国は彼らのものなればなり〞という有名な山上の垂訓《すいくん》も同じです。

実は、神と人間に共通の心の一つが〝ユーモア〞なのです。だからでしょう。マザーテレサもとてもユーモアのある方だったそうです。

ここまでの話をまとめてみましょう。大切なのは、自らに内在する影（地獄や餓鬼などのネガティブな心）を認識していることです。そしてそれを恥じる気持ちがあるということです。同時に、その影こそが、神やほとけに愛されている部分であるという実感があることなのです。

これらの想いがいつも自分の中にあれば、決して自らを誇ることはありません。イエスの言う〝心貧しき人〞とは、そのような人のことで、そこにこそ神は語りかけるのです。だから、〝天国は彼らのものなり〞なのです。

自らの影を知り、それを恥じる気持ちがある人は、たとえ立場上はエラい人でも、どことなくカワイげを感じます。マザーテレサも親鸞聖人も、きっとそんな方だったのでしょう。

まあとにかく、〝オレは悟った〟という人には要注意ですね。

3．信者の欲求を刺激する、優越感をくすぐる、恐怖をあおる

このことは、グルに限らず詐欺師もそうです。〝奥さん、これを今買えばお得ですよ。こんないいことがありますよ〟というのは詐欺師の常套句ですね。まあ、そんなこと言ったらコマーシャルもそうです。テレビは現代のお告げで、タレントは言ってみれば教祖みたいなもの。だから、タレントを使ってコマーシャルをするのです。それが社会全体でなく、限定された集団の中で行われる場合は、カルトになります。

カルトの特徴の一つに、信者が他に対して優越感を持つようにし向けるというのがあります。それは〝これを信じているあなたは特別だ。信者だけが救われる。この真理を知っているあなたはエライ。あなたの過去世は、これだ（それは大抵が、素晴らしいもの）〟等々です。そんな話を聞いているうちに、陶酔感や優越感を味わってしまったら、カルトをやめるのは大変になるでしょうね。でも、他に対して優越感を抱くのは修羅界の心です。口では愛だの真理だのとりっぱなことを言っている教祖が、信者の修羅の心を育てているのです。

また、人の心をコントロールするのに最も易しい方法。それは、恐怖をあおることです。

ハルマゲドンが来る。これを信じないと世界が破滅する、等々。人は悲観的な話の方が信じ易いため、案外、見え透いた手でも引っかかってしまうものです。

4. カルト・グルと信者は利用し合い、依存し合う関係

一見、信者がグルに依存しているかのように見えます。しかし、人を依存させるということは、実は最大の依存なのです。

たとえば世に中には〝あなたはママに任せていればいいんです〟と言って、子供を自分に依存させていく親がいます。これは、自分の心が不安定だから、依存させることで子供を取り込み、不安定な自分自身を見ないで済むようにしているのです。

ここで信者の心を分析すると、依存というのは、何だかんだ言っても相手を利用しようとすることです。しかしそれを自覚することはイヤなので、相手を崇拝することで正当化をはかろうとします。心理学では、これを合理化と言います。

グルの側から言うと、一見、信者を自分に依存させることで支配しているかのようです。しかし人を支配するということは、実は、人に支配されるということに他ならないのです。それは、自分の支配を受け入れてくれる人がいることで、自らの心の安定を得ているからです。たとえば、暴力で妻を支配する夫は、心が極端に弱く、妻に依存しています。

人を支配することで心の安定を得ている人にとって、被支配者を失うことは自我の崩壊につながります。すなわち支配者になる人は、被支配者の存在なくしては生きていけない、弱い人なのです。こんな状態を、支配されていると言わずに何と言いましょうか？

だからカルト・グルは、ますます多くの人を支配しようとするのです。

仏の説く真の悟り

次に、四つの悟りの世界のうち、仏の世界について述べておきたいと思います。

仏のこころとは〝宇宙の事々物々一切が、われ自身である〟という実感です。また、仏の悟りの内容については、これを説いた華厳の哲学があります。その中に、〝一即一切／一切即一／一切即一切〟という言葉があります。比喩的には、どんな事象の中にも宇宙全体が含まれていること。たった一つの細かい塵の中でさえも、宇宙の一切が含まれていることと、表現されています。

あなたも私も、広大無辺な宇宙に比べたら、塵のような存在に過ぎません。しかし、心が無限であるように、一人ひとりの存在は、無限の宇宙を含んでいる。これが、実感としてわかるのも、仏の悟りの一部です。一切の存在は、含み合うことでつながっています。

と。

でも、私たち人間は錯覚します。自分は宇宙から孤立した、たった一つの存在に過ぎない、と。

自分が一切他を含んでいることに、なかなか気づかない私たちです。私たちのエゴは、キライな奴が自分の中にいるということを、認めたくはないのです。ましてや、自分の存在が一切他に含まれるというのは、自分の存在の否定につながりますから、エゴにしてみたら、それは、もっとイヤなことなのです。

さらには、自分以外のどの存在も、宇宙全部を含むということを認めるなんて、エゴにとっては歯ぎしりするぐらいくやしいことかも知れません。

天上界の境地は、一見、悟り風ですから、自己の存在が宇宙全部を含むという程度ならば認識します。だから、くだんのヨガの先生は、世界中が自分の恋人みたい……と、己が心境を披瀝《ひれき》したのです。

しかし、それはあくまでも、自分を中心とした宇宙観にとどまるものです。これが真の悟りならば、一切の存在もまた、あらゆる他の存在を含みあっていることを認識するはずです。それはあたかも、球体の鏡の内側のような世界です。

想像してみてください。あらゆる存在が、あらゆる存在を無限に映し合っている状態です。これを仏教では「大円鏡智《だいえんきょうち》」と言います。宇宙のすべてが互いに含み合い、瞬間ごとに無限に変化し続けているということ。これを頭だけで理解するなら、あまり意味がありません。ただ、〝ふーん〟という感じでしょう。

しかし、お釈迦さまはもちろんのこと、日本でも明治の大徳、弁栄《べんえい》上人のような方は、修行によってそのような世界を認識する境地に達したのです。

だから、私たちも頭だけの理解にとどめずに、大円鏡智のような世界認識を得ることを志さなければなりません。ボーイス、ビ、アンビシャス！（青年よ、大志を抱け）です。

近年のスピリチュアリズムはなぜ浅薄か

最近のいわゆる〝精神世界〟（スピリチュアル系）は、自己の内面に潜むネガティブなものに対する内省が足りないものがほとんどのように思うのは、一人私だけでしょうか。最近見受ける多くのスピリチュアリズムは、美しいポジティブな言葉で飾られています。しかし、影と対決し、光と出逢うというテーマが見当たりありません。

しかし、影との対決を抜きにして、光に出逢うことはないのです。

生きている人間にとって最大の影は、死です。だからこそ、〝死〟との直面や、その克服というテーマは、仏教の最大の課題なのです。しかし近年のスピリチュアリズムは、せいぜい過去世や来世の存在を語るぐらいで、生の影としての死の問題は語りません。むしろ、これを避けているような観すらあります。

また、死との直面や影との対決は、私がこれまで出会った近年のスピリチュアリズムの影響を受けた人たちは苦手なようでした。中には、神や仏を拝んだり信仰したりすることを、敬遠する人もいました。それは、影を自らの内に認め、これを克服する心のメカニズムを成立させることを避けているからです。

これまで繰り返し述べてきたように、人間の心には光と影の両面が必ずあります。そして一般に認識されていないのは、光を内なるものとして認識した時は、影が外なるものとして認識されるということです。実はそれらは、外部に悪を観ることに他ならないのです。

投影の恐さ

ある意味、自らに内在する影を認識するのは、つらい心の作業です。それで、内なる光ばかりに目を向けたくなります。しかし、光を内なるものとして認識することは、神や仏の実在を実感できないだけではなく、実は心にとっては危険なことです。なぜなら、自らに内在する影に直面しないと、影は必ず他者に投影されるからです。

すなわち、認められなかった自らの影は、他者の中に悪を見ることで居場所を見つけようとします。つまり、誰かを悪者にせざるを得ないのです。善人面する人が誰かを悪者にするのは世の常です。

また、社会をより良くするための何らかの活動をしていると、つい自分を、正義の側に置きたくなります。たとえば、クリーンな自然環境を次世代に残すための反原発運動があるとしましょう。この場合、原発に反対すること自体は、少し理性がある人ならなんら間違ったことではないということはわかります。しかし、仮に正しいことであっても、原発を生産している会社に勤める人を悪人として断罪するとすれば、それは、理性的判断の域を超えています。

誰かを悪人として断罪している時、人は、自分を善人に見立てています。もっとも、たとえ積極的に誰かを悪人として断罪する気持ちがなくても、人は、自分を正しい側に置きたくなります。それは、先に述べたように、自らの内なる悪を認識することが、つらい心の作業だからですが、その結果、必然的に悪を他に投影して見ることになります。

最も危険なのは、自分を聖なる側に立てることです。その反動が、魔のエネルギーをすら生んでしまうからです。

教会が人々を支配した中世では、目を覆いたくなるような、極悪非道で残虐な異端審問や魔女狩りが行われました。それは、当時の聖職者が、自らを神の側に置いたことが、原因の一つです。キリスト教会の教えは、聖邪や善悪を峻厳に区別します。大乗仏教のように〝煩悩そのものが悟りである（煩悩即菩提）〟などということは言いません。内なる影を否定し、常に聖なる者として生きることは、大変な緊張を人に強いることになります。そうして抑圧された聖なる者の影は、中世では魔女や異端として外部に投影され、これが残酷な魔女狩りや異端の弾圧を生んだのです。

人間には、聖なるものと邪悪なるものの両面が内在しています。そして、この両者があるが故に、たましいは成長するのです。両者に対する健全な認識がないことは、スピリチュアリティにとって極めて危険なのです。

カルト教団が非信者をサタンとするのも、同じ心のメカニズムです。教祖は別として、信者さんたち自体には、純粋な人が多いと思います。しかし残念ながら、その教えは、純粋さの内に潜む影を認識するものではないでしょう。またそこには、影と対決して統合するという修行や道筋もないでしょう。このため、自らを聖なる側に置くことになります。そして、教団によって意図的に作り出された敵やサタンが、外部世界に投影されてしまうのです。

内なる神は、影との対決を通してこそ、対面することができるのです。またこれは、古今東西の宗教に普遍的に存在するテーマです。

たとえば釈尊は、魔（マーラ）の誘惑に打ち克った後に、悟りを開かれました。一方、キリストは悪魔との問答の後に、四十日と四十夜を過ごした砂漠を後にして、伝道の旅に出ました。

いずれもそこには、内なる影との対決による外なる光との出会いが、象徴的に表現されています。内なる影（魔）との対決は、内なる光（キリスト教的には神。仏教的には法）との対面に他なりません。

人は、内なる影を認識すると、内なる光は投影され、外なる神や仏として認識されます。その結果、内なる光を、外なる神や仏として拝んだり信仰したりできるようになります。

しかし、近年のスピリチュアリズムのように、内なる光にばかり目を向けて内なる影を見ずに、光を自分の側に置いたらどうなるでしょう？

内なる光は、神や仏として外に投影することができません。その結果、神や仏を拝んだり信仰したりできずに自分が神になってしまう、ということが起きるのです。

人は内なる影と対決してこそ、外なる光と出会うことができる。これは、先のキリストや釈尊の例からもわかるように、古今東西の普遍的な宗教体験における心のメカニズムでもあります。

世界の平和を願うなら

自らを善において他を悪とするのは、人々の心の投影作用によるものです。そしてこれは、他の民族全体に対して起こることがあります。たとえば、ユダヤ人が悪いとか、中国人が悪い等の幼稚な思い込みです。そして、その内なる悪の投影は、為政者によって軍備拡張の理由として使われたり、戦争を起こすために利用されることもあります。

だから、自身の幸福力を育てるだけでなく、世界平和を願うなら、どうしても自らに内在する影を自覚し、これと対決しなければならないのです。

チベットの指導者ダライ・ラマが世界から支持を得ているのは、チベットがあれほど中国にひどい目にあっているにも関わらず、中国人に対して悪を投影していないからです。

世界平和などというと、政治的なことのように思われるかも知れません。一見、あなたの心とは、直接は関係ないかのようです。しかし、それは違います。外界に造り出された悪は、自らの心を善とした人の心が生んでいるのです。人は、善なる自分ではなく、親鸞聖人のように、悪なる自己の心を自覚しなければなりません。それこそが、自らのたましいを成長させ、幸福力を増すことにつながるのです。またそれは、内なる影を他者に投影しないための唯一の道です。その結果、犯罪は減り、世界はより平和になります。

幸福力をつけるたましいを育てるのは、なかなか大変なことです。しかし、それが人間としての存在理由であって、他の動物に生まれていたらできないことです。光と影の統合によって全体性を得ることが、たましいを成長させ、幸福力を深めさせるのです。

幸福力をつけ、たましいの成長を人生の目的にすると、気が宇宙に通じるようになります。すると、ものごとは、ずっとスムーズにいくようになります。内なる神に目覚めて、暗い人生を送る人はいません。聖書にも、神は光と書いてあります。影との対決を乗り越えて、幸福力の源泉である光と対面すると、大きな喜びが心の中から湧いてきます。昔話の主人公が、森の怪物と闘って宝物を手に入れたように、幸福力の入り口は、影を乗り越えて、光と出逢うところにあるのです。

第三章　気のからだの不思議

エーテル体と気のからだ

これから本章と次章で、気の世界の秘密の一つである「五体」について述べてみたいと思います。

五体とは、いわゆる〝五体満足〟の五体ではありません。人間には肉体の他に、目に見えない四つの別のからだがあります。これらを総称して五体と言うのです。

五体のうちの一番目は肉体で、二番目が〝気のからだ〟です。これは、ある程度は伸縮自在な半径約二メートルの球体です。肉眼では見えません。

しかし、これから説明するように、気のからだは誰でも存在を感じ取れるようになりますし、その境界線までわかるようになります。気のからだとルドルフ・シュタイナーが説いたエーテル体は、おそらく同じものでしょう。シュタイナーは、〝エーテル体にはエネルギーの流れる線があり、それが弱くなると病気になる〟と述べています。彼の言う〝エネルギーの流れる線〟は、経絡のことだと思って間違いないでしょう。

気のからだの発見

シュタイナーがどのようにエーテル体を発見するに至ったかはわかりません。でも、私が気のからだを認識するに至った経緯については述べることができます。

私は、指圧による経絡治療を長い間行っていたわけですが、ある日、自分が肉体を対象として圧していないことに気づいたのです。経絡治療の際、二メートル奥とか、時には五メートル奥に向かって圧しているのです。しかも、自分の感覚としては数メートル奥にある何かに〝触れている〟のです。もちろん、そこに肉体はありません。物理的には、患者さんの肉体を〝圧して〟いることになるのでしょう。しかし治療中、自分がイメージしているのは、相手の肉体ではありません。

では、〝何を対象として治療しているのか？〟と聞かれたら、〝数メートル奥の何かです〟と答える以外はなかったのです。私自身の無意識は、数メートル奥にある何かが経絡であると認識していたと思います。そしてそれが、少しずつ意識化されるようになっていったのです。

数メートル奥に存在する何かと言ったところで、そんなところに肉体はありません。ましてや、自分の手が患者さんのからだを突き抜けて、そこに届いているというわけでもありません。透明人間じゃあるまいし、自分の手だってそんな長くはない。だから、物理的に、数メートル奥に存在する経絡に触れることは不可能です。

でも、感覚としては、確かに〝触れている〟し、実際、そこに存在している経絡を治療することで症状が取れていくのです。古典に基づく従来の経絡観では、経絡は体表上にあります。もちろん私も、知識としてそのことは知っていました。

しかし実際の経絡治療が、古典に基づく常識と大きく隔たっていました。ただ私は、そのことについて、あまり深く考えることはありませんでした。

もっとも、タオ指圧の教室で〝この虚の経絡は、三メートル奥にあります〟と言ったところで、〝それって、どういうことですか？〟なんて言われてしまうことは明白です。そのとき、私は思ったのです。経絡が肉体を越えるほど奥にあるということは、どういうことだろう？　もしかしたら、経絡が存在しているもう一つ別のからだがあるのかもしれない、と。

それで、〝からだ〟らしき何かを気で調べてみたんです。そうしたら、なんとご丁寧に境界線まであることが感じられる。そしてそこに経絡が流れているのだから〝これは「気のからだ」とでも呼ぶものなんだろうな〟と思ったのです。

肉体は気の影

物理的に無いから、そんなものは存在しないというのは楽です。しかし、それもまた乱暴な話だと思います。電波だって、目には見えません。しかしテレビは映ります。肉体とは別の〝気のからだ〟も目には見えない。しかし、私はその〝からだ〟に触れているという実感が確かにあるのです。そしてその経絡感覚に従って施術すれば、症状は取れるのです。では、これに何か名前を付けなければならない。それで、気で触れているし、そこに経絡が存在しているから、これを〝気のからだ〟と呼ぶことにしたのです。

前述したシュタイナーだけでなく、ユダヤ教典にも、〝気のからだ〟を表現する別の言葉があります。

西洋では、ニューエイジ好きの人に、〝気のからだとオーラはどう違うのか？　私はオーラが見えるが、あなたにも見えるか？〟なんていう質問を受けることがあります。私の答えはこうです。〃私はオーラを見ません。だから、オーラと気のからだがどう違うかは、わかりません〃これは事実ですから。見ないものは、「見ない」というしかありません。〃オーラも見えんのか。たいしたことないな〃と思われても、私は一向にかまわないのです。

なぜ、私が気のからだの存在に気づいたのか？　それは、経絡治療をする上では、肉体を越えるほど、深い所に触れる必要があったからです。

そして、なぜこれについて説くに至ったか？　それは、経絡治療を教えるために必要だったからです。

なぜ、気のからだと名前まで付けたのか？　それは、指導上、名前を付けて概念化する必要があったからです。必要がなければ、もちろんそんなことはしないし、これを口にすることもなかったでしょう。

肉体は気のからだの影のようなもので、むしろ実体は気のからだにあります。そして気のからだの境界線は、肉体で言えば皮膚に当たります。

私が気のからだを発見したのは、経絡の研究を通して、経絡の本体が肉体上に存在してはいないことに気づいたことがきっかけだったのです。

気のからだ以上の次元

私としては〝できることなら、気のからだの発見だけにとどめておきたかった〟というのが正直な気持ちでした。

しかし、目に見えない別のからだは、気のからだだけではありませんでした。このことは、気のからだを発見していく過程を詳述した『〈気と経絡〉癒しの指圧法』（講談社＋α新書）を上梓した頃もおぼろながらわかっていたことでした。

でも、これ以上、先に進む気はなかったのです。私は保守的な人間ではありませんが、東洋医学の古典には何の記述もない〝気のからだ〟についての発表をためらわないわけにはいきませんでした。それでも、やむなしと思って、思い切って述べるに至ったのです。

なぜそんな古典や過去の文献にこだわるのか？　と言われるかもしれません。それは、私が仏弟子の末席を汚す者の一人、つまり坊主だからかもしれません。

仏教には、真実を説くには、経典の裏付けを必要とするという伝統があります。法然上人など鎌倉仏教の祖師たちも、みなそうした経典の裏付けを土台として一派を開いていったのです。おそらく、こうした伝統精神のためでしょう。〝こんなこと、言っちゃっていいのかな〃みたいな感覚はどこまでいっても常にありました。しかし、気のからだが実際に存在し、そこから生まれた体系が人々に利益をもたらすならば、私はそれを語るべき責任を負っているのです。

このため、気のからだよりもさらに奥深い世界に存在する、別の次元のからだを追及することは止めていたのです。

もっとも、それらの存在についての予感はありました。しかし私は、その予感を無視して、自らの内なる声をなかなか聞こうとはしませんでした。

気のからだの傷

どのようないきさつで、次の世界に入ったかについて語ってみたいと思います。

治療の際は、虚のシコリに対して共感的な手当てを行います。このことが極めて大切なのは、虚のシコリが気の傷だからです。気の傷は無意識内にあるので、術者は患者さんの無意識下の痛みを、わがことのように思いやり、また理解する必要があります。

術者が気の傷に共感した上で、一体この傷がいつできたんだろう？　と感じ取るようにすると、それが十五年前の傷とわかります。

そして、たとえばその患者さんの腰痛の原因が、小腸虚の証だったとします。小腸虚の腰痛の場合、原因は事故による外傷性のショックだと推測することができます。

そこで〝十五年くらい前に、何か事故にあいませんでしたか？〟と尋ねます。すると、〝子供の頃、階段からひどくおっこちた〟とか〝昔、交通事故にあった〟とかの答えが返ってきます。

そこで、何となく腰の調子が悪かったのはその頃からじゃないですか？　とさらに尋ねます。すると大抵は〝言われてみればそうだ〟とか〝そう言えば……〟という答えが返ってきます。

その一方で、〝いや、わからない〟という答えが返ってくることもあります。その場合、事故によるショックでできた虚の歪みが、いったん、からだ（気のからだ）の奥にしまい込まれ、それが最近になって出てきたというわけです。ちょうど、それまで隠し込んでいたゴミが、押入れの戸が開いて飛び出てきたようなものです。

もっとも、小腸虚の腰痛で、過去に事故を経験している患者さんの場合、事故の後から腰の調子が悪かったのではないか？　との問いに、〝そんなことはない〟と否定することは、まずありません。歪みが奥にしまいこまれていたということを一番知っているのは、本人の無意識に他ならないのです。

気の傷とカルマ

〝虚のシコリは気のからだにできた傷〟と言われても、〝肉体のようなモノでないからだに、そんな傷なんかできるのか?〟と思われるかも知れません。しかし、心だってしっかり傷つくように、気も傷つくのです。たとえば、傷ができたのが十五年前であるとか、子供の頃というのであれば、お互いに了解可能な範囲と言うことができるでしょう。

しかし中には、出産の際、産道で引っかかったことが原因という場合もあり、相手によっては、それを伝えることもあります。でもこれが、患者さんが生まれる前から背負ってきた傷ということになると、もういけません。私がそのようなことを口にすることは、まずありません。まあ、今はこうして書いてしまっているわけですが、私が臨床の現場で、そのようなことを患者さんに言うことは絶対にありません。

拙著『気の経絡指圧法　安らぎのツボ　実技篇』（講談社＋α新書）に出てくるドイツ人女性のように、施術によって過去世を追体験したと自分から口にする場合、あるいは応じる時もあるかもしれません。

しかし私は、今までそういう体験はありません。そして、そのたぐいのことを患者さんに対して口にしたことは、ただの一度もありません。

カルマ

それなのに、なぜここで、こんな話を告白してしまったのか？　それは、こういうわけなのです。

虚のシコリ（気の傷）が、オギャーと生まれた以降にできたものなら、そう深く考えなくて済みます。治すことに専念し、治れば〝よかった、よかった〟で話は終わりです。しかし、虚のシコリの原因が仮に、過去世から引きずってきたものだったならば、ちょっと考えてしまいます。

というのは、虚のシコリこそが病気の原因なのです。だから虚のシコリを造った、その根底の原因は何か、を考えざるを得ない。

つまり、病気の原因を考えるに当たって、それが過去世から来たものならば、業（カルマ）をも視野に入れて考えないわけにはいかなくなるのです。そんなことを考えなくても、治ればいいじゃないか。そういう考え方もあります。しかし人間には、真実を追求したいという欲求があるじゃないですか。

ここで、カルマについて一言述べておくと、これは船の舵みたいなものです。エネルギーの方向性です。だから、カルマという実体のある何かがあるわけではありません。カルマは、船に例えたら舵です。では舵に角度がついていて、船長が眠っていたらどうなるでしょう？　船は水の上を、いつまでもぐるぐると回り続けることになり、永遠に向こう岸に着きません。

生存を輪廻と呼び、回る輪と表現されています。それは、舵が効かずに永遠にぐるぐる回り続ける船のように、同じ生き方のパターンを繰り返すからです。

たとえば、いつも同じようなタイプの男性とつき合っては別れていく女性がいます。もしかしたらその女性は、幼いうちに家を出ていった父親の影を求めているのかもしれません。イメージの投影によって、そのような心のパターンを持っているのです。無意識内のエネルギーに引きずられて、パターン化した生き方を繰り返すのです。

生き方のパターンは、恋愛にのみ表れるとは限りません。たとえば、何度も事業に失敗する人がいます。それは〝失敗する自分〟という自己イメージが無意識に刷り込まれているのだろうと思います。逆に、成功パターンを無意識に刻み付け、どんどん成功する人もいます。すなわちカルマとは、心と現実との相関関係のパターンなのです。

カルマは心の習慣性のことですから、良きことをもたらす心のパターンもあれば、マイナスを呼ぶ心の方向性もあります。マイナスを呼ぶ心のパターンがあれば、くり返しポジティブなイメージを自分の無意識に刷り込むなど、努力してプラスに変えていけば良いのです。

カルマというと、業のことだから、何となく悪いという意味で使うことが多いのです。しかし、元々は心のパターンのことだから、カルマそのものに良い悪いがあるわけではないのです。舵に文句をつけても始まらないように、船長が船を非難しても、また、海を呪っても始まりません。ましてや、どんどん進んでいく他の船に嫉妬したところで、自分の船が進むわけでもありません。

眠っている船長（自分）は起きなければなりません。船長を目覚めさせ、舵を取り、望みの方向に船（人生）を向けるのです。目覚めた人のことをブッダ（覚者）と言うのは、このような意味もあると思います。世の中には、いろいろな人がいます。楽天的にニコニコ笑っている人がいるかと思えば、もう明日には世界が終わるみたいな、深刻な顔して歩いている人もいます。すべては、無意識から出てくる表情や、行動のパターンなんですね。

私が主催する和田寺タオサンガの道場では、「気と幸福力ワークの寺」と呼ぶ教室が開かれています。そこで参加者が毎回クラスの終わりに行う〝インプット・メディテーション〟は、以下のようなものです。

まず、〝こうありたい〟と思う理想の自分の姿をイメージします。次に、すでにそうなっているものとして、みんなの前で〝私は○○している存在です！〟と宣言します。そしてみんなが拍手します。これによって無意識に未来のイメージがインプットされ、やがては現実になるという仕組みです。

心のパターンと現実

さて、心のパターンと人生における成功や失敗、すなわち、心と現実の相関関係はどのような仕組みになっているのでしょう？　それについては、仏教の唯識学が答えを持っています。

ちょっと、ややこしいかも知れませんが、もし原理をお知りになりたければ、読み進んでください。

過去に私たちが、〈身体〉で行ったこと、〈口〉に出して言ったこと、心（〈意〉）で思ったことの三つを『身口意の三業』と言います。これらの行為は、空中に消えてしまったのでしょうか？　そうではありません。

では一体、どこに行ったのでしょうか？　それは潜在意識（第八阿羅耶〈アラヤ〉識）

という蔵の中に溜め込まれているのです。

阿羅耶識のラヤは、サンスクリットで蔵を意味します。それは、アラヤ識が、カルマをしまっておく蔵だからです。蔵と言えば、ネパールにあるヒマラヤ。この意味は、ヒマが雪でラヤが蔵。つまり、ヒマラヤは雪を貯めている蔵を意味している言葉というわけです。

アラヤ識に貯め込まれているカルマを、唯識では〝種〟と表現します。それはカルマが、アラヤ識という大地に蒔かれる種のようなものだからです。ここでいう大地は潜在意識で、地上は意識で認識する現実のことです。発芽する前の種は大地に潜んでいます。だから認識できないし、現実としても何も起こりません。

「私は、○○になります！」と一回や二回口にしたところで、その種はなかなか発芽しないかもしれません。しかし七千回ほど言っていれば、アラヤ識に蒔かれた種はやがて発芽し、地上に出て草木となって成長します。その時になって、外界の客観現象（現実）として体験するのです。

〝いつかオレの女房は、男を作って出ていくに違いない〟と繰り返し友人に言っていたら現実にそうなった、なんていうのもそうです。この場合、人に向かって口にした数は多くないかも知れません。しかし心の中では、繰り返し自分に言っていたことでしょう。

〝うまくいかないんじゃないか〟などと繰り返し思ったり、口にしていたら、行動も消極的になります。そして実際にうまくいかなくなる。やがて無意識内に〈うまく行かない＝自分〉という鋳型《いがた》ができてしまうと、何をやってもうまくいかなくなるのです。

そんな場合は、鋳型を変えないと人生は変わりません。現在の体験は、過去の種まきの結果として生えた草木です。そして未来は、現在の草木の種から蒔かれるから、同じパターンを繰り返すのです。

また、逆に、ずーっともてて来たから、無意識内に、すっかり〈もてる＝自分〉という鋳型ができている。そうして、次々と美女をわがものにしていくという場合もあるでしょう。

高額納税者でも有名な斉藤一人さんという人は、〝オレはツイてる〟といつも口にする

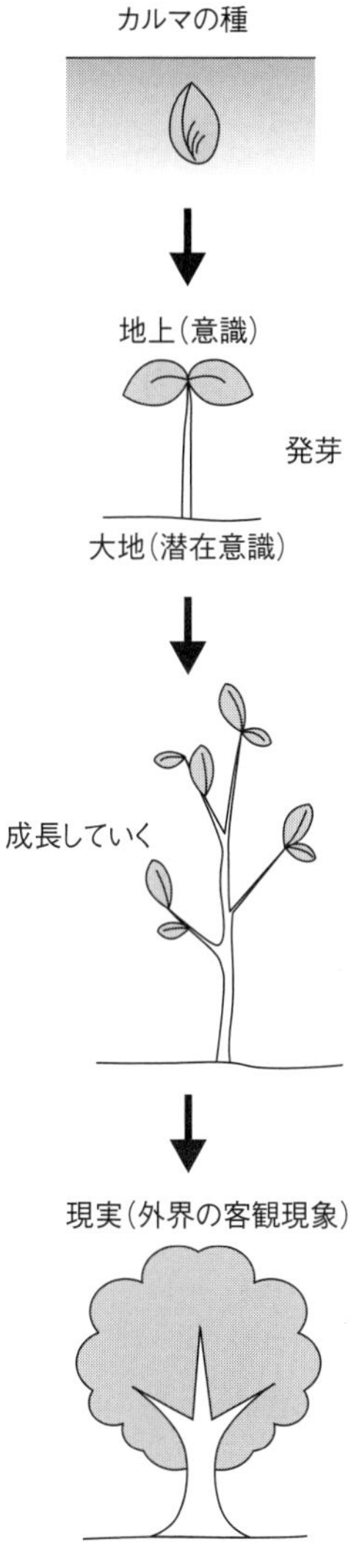

と良いと言います。口に出した言葉はアラヤ識に入ってやがて現実化するからです。

気で見えるカルマ

なぜここで、長々と唯識について述べたのか？　それには理由があります。

カルマは気の世界で実際に無数の種となって飛んでいるのです。それがどんな情景というと、カルマの種が素粒子のようにビュンビュンと飛んでは消滅していきます。

では、どのようにしてこれがわかったのか？

ある日のタオ指圧教室でのこと。実習ではお互いに指圧をし合って練習します。この日は、腹部経絡の切診の指導をしていました。私は、仰臥した人の横に、別の生徒さんが座っているのを見ていました。その時、仰臥した受け手の人が妙な重苦しさを感じていることに気づいたのです。

そこで、この重苦しさの正体は一体何なんだろう？　と思って気を見ました。すると、まさしく〝種〟としか呼びようのない小さなものがビュンビュンと飛んでいるのが見えたのです。その種は、相手の気のからだに小さな傷をつけていました。受け手が感じる重苦しさの正体は、カルマの種によってできる小さな傷だったのです。ミュー中間子という素粒子は、光速に近い速度で地上にぶつかり消滅するそうです。カルマの種も気のからだにぶつかった後、さらに無数の種に分裂して広がります。

カルマの種はミュー中間子みたいに光速に近いほどの速いスピードでは飛んでいません。強いて言えば、呼吸と弾指《だんし》（仏典に出てくる時間の単位で、指をピンとはじくスピード）の中間くらいと言ったら、わかっていただけるでしょうか？　受け手が邪気として重苦しさを感じるのは、カルマの種が気のからだにぶつかって、小さな傷をつけ、砂ぼこりのようなものが広がった時でした。

カルマの種の中に仏性が

どうやら、仏典で説かれているカルマの種と気の世界で見えるカルマの種は同じもので、このカルマの種が飛んで、仰臥した人に重苦しさを与えているもののようです。

昔の人はなんてうまい言葉をつけるのだろうと、つくづく感心しました。でも、もっと感嘆したのは、カルマの種の出どころを知ったときです。

種はどこから出てくるか？　何とそれが、気のからだのさらに奥にある〝霊のからだ〟の中からだったのです。そして、仏性はカルマの種の中にあったのです。

仏性を英語では、ブッダ・ネーチャー（Buddha Nature）と言います。これを再び日本語に訳すと、〝人間に本来そなわっている仏になるべき性質〟とでもなるでしょうか。さらに仏性のことを「仏種子」と言います。仏性も、やっぱり種だったのです。

種の中の種である仏種子が発芽したら、それは仏の心に目覚めたということです。

仏性の種は柔らかく透明感があります。カルマの種はどちらかというと堅く、その上、とてもきれいとは言えません。さらに、仏性の種は気が違います。澄んでいて、遠近大小を超えて、果てしなく宇宙大まで広がることも

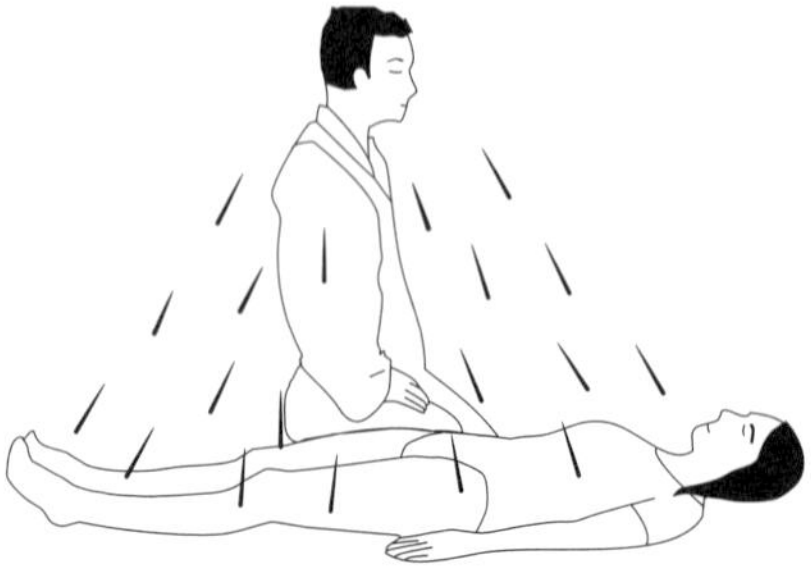

カルマの種が飛んで、仰臥していた人に重苦しさを与えている。

どこまでも自在に広がり得ます。

その広がりは、仏像など聖なるものをイメージすることによって得られます。また、それだけではありません。真言・念仏などの伝統的な聖なる言葉によっても広がります。口に出した瞬間に、気の世界では仏種子がパッと宇宙大まで広がります。まるで線香花火が均等に宇宙大に飛び散ったみたいな感じです。

イメージで気の世界を見てください

病気を治すために何よりも大切なことは、気が変化するということです。東洋医学でも、導引・按蹻《あんきょう》（手技療法）を〝精を移し気を変ずる法〟（移精変気の法）と呼んでいます。言うまでもありませんが、生命あるものは、すべて一瞬一瞬、変化します。生命そのものが歪みを背負っているのです。たとえば、食欲がどうして起こるのかと言えば、胃の気が不足するという歪みが生じたためなのです。つまり、欲求を満たそうと動くこと、歪みを正そうと動くこと、これによって時々刻々、瞬間ごとに変化していく営みが生命だと言っても過言ではないと思います。

だから経絡虚実の歪みは、別にそれ自体が病気というわけではありません。病気は、歪みが深くなり、固定することによって起こるのです。そこで歪みの固定から生命を解放し、その自由性を取り戻すのが、東洋医学による手技治療（導引・按蹻）です。膠着したから仏種子を呼び起こすのです。

仏種子はとても微細なもので、髪の毛の何百分の一ぐらいです。そして、髪の毛より何倍かの太さのカルマの種の中に入っています。

今、私は、髪の毛の何百分の一という表現を用いました。もしかしたら、それを聞いて、〝ん？〟と思われたかも知れません。どうしてそんな表現をするのだろう？　モノの世界ではないのに、と……。

しかし、これには理由があります。このような比喩を聞いたとき、人は想像をめぐらせるからです。たとえば、まず髪の毛を想像します。次いで、これの何百分の一もの微細な何かを想像します。この時の〝想像する〟という心の働きが大切なのです。想像の働き（イメージすること）が、仏種子やカルマの種などの気と心でしか認識できない世界を観ることを可能にするからです。

前もってお断りしておきますが、これらは単なる想像ではありません。カルマの種なども、あなた自身で体験することが可能です。私は、人に体験をもたらさない知識を述べることには興味がありません。

厳しいことを言うようだけど

ただし、もしあなたが、次のような気持ちでいたら、気と心の世界を認識する体験は難しいと思います。それは、〝おいホントかよ〟とか、〝オレに見させることができるものなら、見せてみせろよ〃などの態度です。そのような、試すとか、品定めするとか、値踏みするとか、分析するような気持ちがあると体験するのは難しいのです。その心が変わらない限り、気と心の世界が見えるようになるのは無理だと思います。

なぜなのでしょうか？　それは、気は想像力に基づくことでのみ、見えるものだからです。

人は、〝試しに〃のような分析的な気持ちでいながら、同時に想像力を働かせることはできません。逆に、想像力を働かせている時は分析できないのです。想像力と分析とでは脳の使う部分が違います。想像力は大脳辺縁系によって、分析は大脳の新皮質によって行われるのです。

もっとも、気の世界が見えるのは、単に想像力を働かせた結果ではありません。気が見える師匠が、〝見える心〃を弟子に移すことが必要です。心は、そのようにしか伝えられないのです。妙なたとえですが、心臓移植みたいに、師匠が自分の心を、弟子の潜在意識に移し植えるのです。

日常を超えるのはイメージです

経典には、とてつもなく永い時間や、大きい空間の単位がたくさん出てきます。それらは、イメージで表現された単位です。ゼロやコンマを増やすことで数字的に表現されたものではありません。

たとえば、劫（カルパ）という時間の単位があります。それは何とも、気が遠くなるような長さです。あまりにも長すぎて、想像しただけで疲れるくらいです。

それは次のような話です。まず、四百里（一里＝約四キロメートル）四方の岩があります。その岩には、三年に一度だけ、天女が舞い降りて座ります。そして、天女はすぐに帰天します。三年に一度、天女の羽衣に撫でられることによって、岩が磨滅して無くなるまでの時間を〝一劫〟と言います。この時間の長さを、あなたはどう感じるでしょうか？

たとえば、太陽の寿命はあと五十億年と言われています。だからその時までに、地球を含む太陽系は、すべて太陽に飲み込まれて消滅してしまいます。地球にしても、太陽系にしても、何ともはかない存在です。しかし、果たしてそれは、何劫くらいなのでしょう？

五劫の間、すべての生きとし生けるものが救われるために修行したのが、『無量寿経』

（浄土教の根本経典の一つ）の主人公、法蔵菩薩です。果たしてこれは、太陽系の寿命とどちらが長いのでしょうか？

なぜ経典では、数字でなく、劫（カルパ）などという、イメージで表現された単位を用いるのでしょうか？　実はそれは、イメージを通して非日常的な世界を認識させるためなのです。あるいは、イメージによって、物質を超えた世界が見えるようになるための下準備なのです。もしこれが理屈で表現されていたら、その数字は、人の理性の領域にしか訴えかけません。それでは人は、退屈で色あせた日常性を超えることはできないのです。

一方、イメージはダイレクトに潜在意識に入ります。物語も同様です。だから経典も聖書も、理論ではなく、人のイメージを喚起する〝物語〟によって構成されているのです。キリストなどは言ってみれば、自らの人生を賭して救世主のイメージを創り、その物語を紡いだと言えるのかもしれません。

大乗仏教は東西文化の出会いから生まれた

大乗仏教は仏のすがたをイメージすることが基本です。それが仏性を開くと説いているのです。そのことを詳細にわたって説いている経典が『観無量寿経』で、心理学者のユングが最も注目した経典です。

この経典が何を説いているかというと、十三の瞑想法です。十三のうちのまず最初は、日想観という瞑想法です。〝沈みゆく夕日を想像せよ〟というちょっとロマンチックなものです。

次が、浄らかな水を想像する水想観です。また、氷を想像するという瞑想や、さらにはお浄土の大地や樹を想像する瞑想もあります。

そして第八ステージに至って、ようやく真打ちの登場です。無量寿仏（阿弥陀如来）を観ずる（イメージする）のです。そこに、この経典のエッセンスである〝悟りは仏をイメージすることで生まれる〟（諸仏の正偏智海は心想より生ず）という言葉が出てくるのです。

仏をイメージするという大乗仏教の行法は、ギリシアのイメージ文化とインドの空思想との出会いの結果です。

なぜこのようなことが起きたのか？　それは、紀元前三世紀のギリシアが行った東方遠征で、アレキサンダー大王の軍隊が、今のパキスタン領であるガンダーラまで遠征したからです。それらの地域はギリシアの植民地になり、その結果、ギリシア人たちが数多く仏教に帰依したのです。アレキサンダー大王の軍隊は、哲学者たちを同行するのが常で、軍事的征服だけでなく、他の文化の吸収も目的としていたようです。当時のギリシア軍人は哲学者であり、芸術家でもあることが求められたと言われています。

　植民地となったガンダーラ地域では、ギリシアの貨幣が流通し、相当多くの一般ギリシア人が住んでいたことがうかがえます。二万人のギリシア人僧侶が来たという記録もスリランカにはあるそうですから、その後生まれた熱心な仏教徒は数多くいたようです。

　大乗仏教の礼拝の対象であった仏塔を発掘すると、これを建設するために寄付したギリシアの貨幣の単位や、布施したギリシア人たちの名前が書いてあるそうです。日本の神社に寄付した人の名前が刻んであるようなものです。そこには〝亡き妻の供養のために〟などと書いてあったりもするそうです。けっこう泣かせる話ですね。彼らの仏教信仰が、いかに真剣なものであったかがうかがえます。

　大乗仏教が起こる前は、仏像製作は禁止されていました。初期の仏像が造られたのは、おそらくギリシア人仏教徒の手によるものでしょう。西洋的な顔立ちをした、アポロン仏と呼ばれる仏像がそれです。像を造ると自分に似た姿になるのは必然です。

　造形美を誇るギリシア神話の神像たちを拝礼してきたギリシア人です。また、伝統的にも、精緻な造形技術をつちかってきた彼らです。そんな彼らにとって、タブーだった仏像製作に挑戦することは、極めて自然なことだったのでしょう。

もっとも彼らにしても、いきなりタブーに挑戦して仏像を造り始めたというわけではありません。最初は悟りの象徴として菩提樹の像を造りました。それは、お釈迦さまが、菩提樹の下で悟りを開かれたためです。やがて、仏さまの足の裏を像にしました。これは仏足跡と言います。そしてついには、仏像そのものを造るに至ったのです。最初は無難な所からさりげなく攻めて、最後は本題に入ったのでしょう。

空や無の思想を土台としたインド仏教です。それが、東西の文化交流によって、仏像を拝礼し、イメージを通じて悟りを得るという、大乗仏教という新しい地平を開くことになったのです。

イメージと気

先の『観無量寿経』の次の言葉を見てください。

〝仏は宇宙そのものだから、人のイメージの中に入るのです。悟りの智慧の海は、イメージから生まれるのです〟（如来は法界身にして、衆生の心想の中に入り給う。諸仏の正偏智海は、心想より生じる）。

実は、最初の頃、私にはちょっとピンと来ないところがありました。理屈で考えてしまうと、どうしてもわかりませんでした。一体、どうして仏のすがたをイメージすることが、心に悟りをもたらすのか？

たとえば禅では、坐って呼吸を整えます。坐ることも呼吸することも肉体的行為です。一体それが、なぜ悟りにつながるのかと考えたところで、理屈ではわかりません。

しかし実際、ずい分後になってからわかったのです。仏さまをイメージすることは、気の世界ではものすごい効果を多方面にもたらすのです。

そのお話をするためには、先に実践していただいた「気の融合」について、あらためて述べなくてはなりません。

気の融合

気のからだの融合（略して気の融合）は、私がタオ指圧を教えるために、心の方面を教え説くきっかけとなったものです。

東京でタオ指圧の体験講習をしていた時のことです。ふと、自分の気のからだが受け手の気のからだと、一体になっていることに気づいたのです。ちょうど夢の中で、〝あっ、これは夢なんだ〟と気づいた時みたいに。

そして、そのとき私は理解したのです。相手の気や経絡の状態を〝わがこと〟として感じられるのは、自分と相手の気のからだが一体となっているためだ、と。

そこで、あたかも目が覚めて、たった今見た夢を一つ一つ思い返すように、相手に融合している時の自分の心を分析してみました。すると自分がただひたすら、相手の人生や健康がより良くなることを、願っていたことに気づいたのです。まるで幼い少年が病気の親を想うみたいに。そして、そういう想いでいれば、ある瞬間から自分と相手の気のからだは融合するという気の法則がわかったのです。

第五章のレッスンで体験してもらえればわかりますが、融合を受けた相手方はくつろぎを体感します。そして何かに包まれたような、温かい感覚に浸ります。あるいは自分という境界がなくなってしまったように感じる人もいます。

それから何年もたったある時のことです。私は海外でタオ指圧教室の生徒さんたちと一緒に、念仏三昧の修行合宿を行っていました。

その時、気が融合した状態で仏さまをイメージするというワークをしてみたのです。術者が仏さまの姿をイメージすると、すぐに、気の融合を受けている人の感覚が大きく変わったのです。受け手の人は、術者の気がまるで宇宙の大きさになったかのように、果てしなく広く感じられたのです。術者や受け手が仏教徒でなくてもそうでした。

その他、合気の技を今まさにかけようとする時に、仏さまをイメージしてもらいました。するど、触れてもいないのに、相手のからだが吹っ飛んでいくというのもありました。

そこで私は、仏さまでなくとも何らかの伝統的な霊性の象徴（シンボル）であれば、似たような効果があるはずだと、考えました。実際、キリスト教文化圏の人にキリストをイメージしてもらうと、広さや深さに違いはあっても、同じように、ぐーっと気の大きさが変わるということがわかりました。

だから、仏や神の姿をイメージすることが禁止されている、ユダヤ教やイスラム教の人に教える時は、そこの文化圏における霊的な象徴をイメージしてもらおうと思い、最初はそのようにしていました。

しかし、実際の気の体感としては、他のどの霊的象徴をイメージした時よりも、仏さまをイメージしたときの気が、最も深く広大なのです。

私は、これが一体どこから来るのだろうかと考えてしまいました。客観的に言えば、いわゆる一神教には、教義や神学はあっても大乗仏教のような深く広大な哲学がないのは事実です。

そこで私は、仏さまをイメージしたときの気の体感の深さや広大さは、広大な大乗仏教の哲学を生んだ悟りの深さとシンクロしているのではないかと思ったのです。

もっとも、この霊的象徴のイメージによる気の体感は、釈尊の悟りとキリストの悟り、あるいはムハンマドの悟りがどう違うか？　あるいは誰の悟りが最も深いかなどと判断することを目的とはしていません。あくまでも目的は、気の体感を得ることであり、大切なのは、広大で深い気の体感を得られるのは何かということです。そして、なぜかそれは、仏さまのイメージなのです。

私の願いは、人々が深い気の体感を得ることにより幸福力のつけ方を認識してもらうことです。

そこで最近は、世界のどこへ行っても、ユダヤ・キリスト教のタブーを乗り越えて仏さまをイメージすることを、みなさんにお勧めしています。

そもそも、人の霊的進化の過程はタブーへの挑戦によって起こります。たとえば、ギリシア人仏教徒たちが仏像制作禁止のタブーを破ることで、大乗仏教の行法が確立したのです。また、イエスはユダヤ教のタブーを破って新しい教えを確立したのです。いずれもタブーへの挑戦だったわけです。だから、たとえタブーであっても、それが人々に霊的進化をもたらすならば、偏狭さから来るタブーは破るべきだとも思います。

心配を明るい未来の種に変える

気の世界ではカルマの種が飛び出すと、先に述べました。霊のからだに属するカルマの種は、飛び出す前に、まず気のからだに現れます。そして、びゅんと飛び出していきます。まるで、水浴びした犬が、身震いして水滴を払うみたいに。あるいは、つむじ風が木の種をまき散らしているように。

種にはいろいろな種類があります。そして無数にあります。種を気で触れてみると、それらがよくわかります。不安の種、心配の種、悲しみの種等々。

これらは、飛び出して行くことを待っています。発芽するためです。そして、発芽し大きく育ってしまうと、その種の鋳型通りの現実を経験することになります。

一つの種が、それに相応する一つの現実を創り出すかと言うと、それほどの力はないのです。草木の種にしても、播き散らした全部が発芽して育つというわけではないように。

赤ちゃんが一つの言葉を発するまでには七千回同じ言葉を聞く、と何かで読んだことがあります。また、一つの現実を生むためには七千回その情景を描写する言葉を繰り返せば良い、という話もあります。もしかしたら、七千個のカルマの種が集まって一つの現象を生むのかも知れません。唯識では、人間は一日の内に八億四千の念（種）を生じさせていると言います。七千などは、案外、あっと言う間かも知れません。

また、現実として認識された体験は次の種を生みます。ということは、もし人生が変わったとしたら、それは気のからだにある種の実（鋳型）が変わったということなのです。すなわち、一つの現実の変化は、無数の種の変化をもたらしているはずです。

人生をより良く創造するには、鋳型となる種を変える必要があります。そのためには、繰り返しイメージをしたり、ポジティブな言葉を語ったりすることが有効ですが、その他に、どのような方法があるのでしょうか？

そこで「運気の向上」という行法の基本があります。これは、本を読んだだけでは、実践は難しいかも知れません。しかし一応、以下にそのワークを記しておきます。

目的は、ペアがお互いに、カルマの種をより良いものに変え、人生における運気に向上をもたらすというものです。

（1）カルマの種を気のからだに見つけます。

（2）カルマの種に触れ、それを飛び出させずに固定します（気で可能です）。

（3）種に仏さま（場合によっては、キリストなど他の霊的シンボル）をイメージします。

するとどうなるでしょう？　意外なことが起こるのです。数秒～十秒の後には、心配や悲しみなどのカルマの種が、のどかな春の温かさとして広がるのを、からだで感じられるのです。

また、合気をしていて、あるポイントで仏さまをイメージします。相手の気が感応すると、すーっと飛んだりもします。

その他、仏さまのイメージによる効用は実に多岐にわたります。しかし文章だけで体験していただけないので、これぐらいにしておこうと思います。

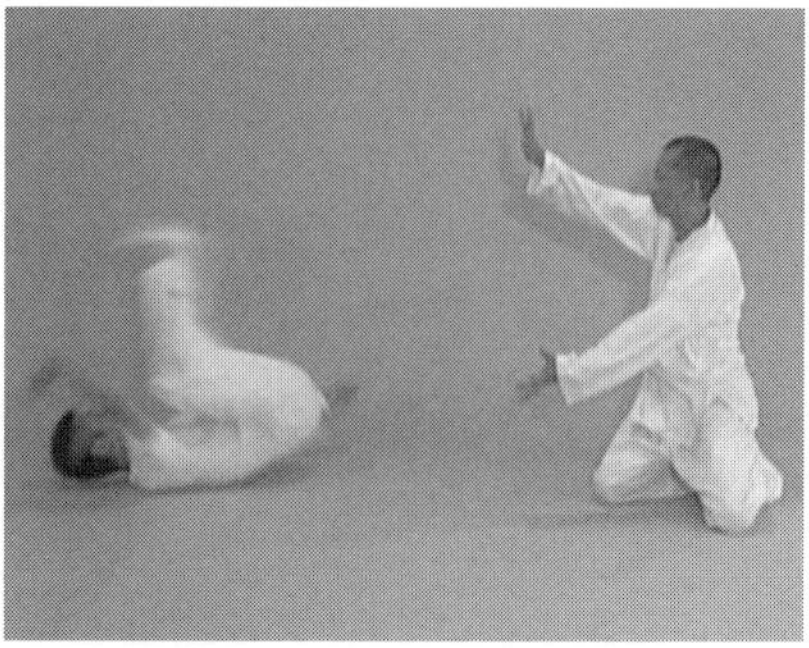
気に感応してからだが飛びます

カルマの種を春の暖かさに

私たちの気は、イメージする対象によって大きく変化します。好きな人をイメージした時とキライな人をイメージした時。あるいは、梅干をイメージした時とチョコレートをイメージした時の気ではまったく異なりますね。

また現実を認識するのがイメージだと先に述べました。またエマーソンの、〝人とは何か？　それは、その人が一日考えていること。それである〞という含蓄ある言葉もあります。

人が想っていることが気を造り、それがその人自身であるならば、〝心に仏を想うとき、その人は仏である〟という経典の言葉も、理解することができます。

唯識学によると、仏さまのイメージや念仏、真言などの聖なる言葉は、潜在意識のずーっと深いところを通過していきます。そして九識と呼ばれる、宇宙意識にまで達します。海に投げた小石がゆっくりと底にたどりつくように。それによって業（カルマ）に縛られているアラヤ識が智慧に転換すると説かれており、これを〝転識得智〟と言います。きっとその魔法の小石（仏のイメージや聖なる言葉）は、海全部に良い影響を与えるほどの力があるのでしょう。

第四章　ほとけを体感するからだもある

霊のからだ

　カルマの種が見えるようになった経緯については前章で述べた通りです。その後、〝カルマの種が見える心〟を生徒さんに伝心（移植）すると、生徒さんも同じようにわかるようになりました。それでカルマの種の存在が、どうやら自分一人の思い込みではなさそうだと認識できたのです。

　カルマの種は、〝気のからだ〟のさらに奥にある世界で生まれたものでした。それが〝気のからだ〟に現れて飛び出していたのです。さらにそこでは、虚のシコリも作ってもいました。この虚のシコリこそが経絡虚実の歪みを固定させる病気の原因なのです。その歪みを作るおおもと、すなわち病気の真因は、カルマの種を作っている世界〝気のからだ〟よりもさらに奥にある世界の〝何か〟だったのです。

そこには、〝虚のシコリを作るのは一体、何なのだろう〟といつも考えていたことに対する一つの答えがありました。

経絡という気の次元だけで治療することで取れる症状は多くありました。しかしどんなに頑張っても、深過ぎて取れない虚のシコリの邪気もあったのです。そんな場合でも、必死に仏さまをイメージして祈りながら施術することで、症状が取れることもありました。臨床でそのようなことをしていたのは、無意識に、気のからだより深い次元に働きかけていたのだと思います。

もちろんこんなことを人に教えるわけにはいきません。それだと仏教徒になれない文化圏の人はタオ指圧を学べないことになってしまうと、当時の私は思っていました。

それに、特定の人にしか共有できないものは普遍性がないから、指導体系に組み込むわけにはいかない、という持論もありました。

しかし、カルマの種が〝気のからだ〟に現れるのを見るようになってしまった。（見るのは必要な時だけですが）そして、それが一体どこから出てくるのか？（出どころはどこか？）を見てみると、〝気のからだ〟とは別次元の異なるからだ（今私はこれを〝霊のからだ〟と呼んでいる）だったのです。

〝霊のからだ〟に仏種子が現れ、その中にはカルマの種が入っています。次に、カルマの種が〝気のからだ〟に現れます。その時、カルマの種の中にまた仏種子があるという逆転現象が起きます。

これはちょうど、近代物理学で光を観測したときの状況に似ているかもしれません。すなわち、物理学で光は波として観測されますが、もう一方では粒子としても観測されるのです。この両者は同時には成立しないはずの観測結果なのですが、光は波でもあり粒子としても存在するという現実を受け入れる以外はないということです。

カルマの種と仏種子も同様なのです。〝霊のからだ〟の中にあるとき、カルマの種は仏種子の中にあります。それが〝気のからだ〟に出てきたときには、カルマの種の中に仏種子があるというふうに逆転するのです。

そして晴れて、外へびゅんと飛びだして行くわけです。

なぜ霊のからだと呼ぶか

〝霊のからだ〟の大きさですが、〝気のからだ〟より大きいかというと、そうではありません。〝気のからだ〟は半径二メートルで肉体よりは大きいわけですが、〝霊のからだ〟

はむしろ肉体より小さいのです。たとえば、ゴジラのぬいぐるみの中には人間が入っています。人間がゴジラのぬいぐるみだとすると、〝霊のからだ〟はゴジラのぬいぐるみの中の人間みたいなものです。

瞑想や仏教の修行では、宇宙と一体となるとか、仏と一体となるとかがテーマになります。しかし宇宙なり仏と一体となるのは何なのでしょうか？

肉体は死んでしまえばなくなります。肉体は有限のものです。それと永遠なる宇宙とでは、どう考えても、一体になれるはずがありません。それに存在を肉体として意識する、モノの次元で宇宙を考えること自体が誤りです。結局、宇宙と肉体が一体になるなど、あまり納得のできる話ではありません。

〝霊のからだ〟に対する認識が生まれたことで、これらの疑問が氷解したのです。

大乗念仏三昧の修行をしていると（一応、私はこれの修行をしている坊主なのですが）、やがて心の中に仏さま（阿弥陀如来）が顕れてきます。弁栄上人という方の解釈に順えば、これは霊応身という仏さまです。この霊応身として顕れた仏さまと融合するのが、〝霊のからだ〟だったのです。霊応身に相応しているからだなので〝霊のからだ〟と名づけたのです。

霊のからだの効用

仏さまをイメージし、霊応身を呼びだします。というか、来て頂きます。(これを専門的には勧請《かんじょう》といいます)その後〝霊のからだ〟を意識して、霊応身と融合一体となることができます。

人間には、肉体のほかに、気のからだ、霊のからだ、さらに仏性のからだ、法体という、目に見えないからだがあります。肉体と、これらの四つの目に見えないからだを総称して、〝五体〟と私は呼んでいます。五体のすべては、誰もが気で体感できるようになります。もっとも、霊応身との融合は非常に深い体験です。通常、このような深い体験は、長い修行の果てにようやく得られるものなのですが、五体の気のワークによって、これを一足飛びに体感することが可能なのです。もっとも、長年の修行を抜きにして一足飛びに体感するのですから、この体験は、その世界に至る可能性を自分が持っていることへの気づきにはなっても、心をその状態にとどめる力にはなりません。それは、あぶく銭が身につかないようなものです。しかし、たとえ一時でも、大いなるものに包まれた深いやすらぎと充足感を味わうことで、この状態になるために頑張ろうと、奮起が促されることもあります。

したがって、ここからが各自の努力の始まりなのです

霊のからだには、以下のような効用もあります。たとえば、あなたが今度のデートの相手をA太くんにしようかB男クンにしようかと、迷っていたとします。そんな場合、次のような方法で霊のからだに答えてもらうことができるのです。

（1）気に対する感受性が開けている人と背中合わせになります。

（2）自分の霊のからだの存在を認識します。

（3）A太クンを想っている時とB男クンを想っている時とでは、どちらが緊張しどちらがリラックスするかを、背中合わせになっている人に尋ねてみます。

リラックスする方が正解です。緊張する場合は、カルマの種の生産元である〝霊のからだ〟が喜んでいないのです。デートはお断りしてください。「緊張は苦痛の予感である」というアーサー・ヤノフという心理学者（ウィリアム・ライヒの弟子。原初療法の創始者）の言葉があります。デートは〝霊のからだ〟がリラックスを示している方を選ぶべきなのです。

〝霊のからだ〟には他にもまだ効用がありますが、取りあえずこのくらいにしておきます。

本物かニセモノか

心に映った仏さまが、果たして、修行者の一方的な思い込みや幻想なのか、それとも本物なのか？　これは、霊応身を体験する際の大切な問題です。

大乗仏教が生まれた二千年前のはるか昔から、次のようなことが説かれています。〝修行中に、幻想によって仏さまや菩薩さま、あるいは光明を拝み、自分は悟ったと思い込んで、信者を集めるようになる人がいる〟と。今とあんまり変わらないですね。

心に仏の実在を見ることを見仏《けんぶつ》と言います。修行者の見仏体験が本物であるか否かの判断を、天台宗比叡山では次のようにしていると聞いたことがあります。すなわち、目を開けても、また目を閉じていても（開目閉目どちらも）仏さまが拝めるなら本物であるというものです。

ついでに述べておくと、私の考えでは、以下です。

自分のからだが溶けてしまったように温かいこと。

肉体感覚がほぼ消失していること。

自己の一念一念が、宇宙一切に向上をもたらしている感覚や、祈りの念（おもい）があること。
しかもそれらの感覚が、修行中というよりもむしろ、日常生活で起こっていること。これらがあるなら、本物と言って良いのではないかと思っています。

大いなる存在と一体となることを、各宗教がいろいろな名で呼んでいます。たとえば、禅ならば見性《けんしょう》で、浄土門なら浄土往生です。念仏三昧では仏凡融合で、真言宗は悉地《しっち》を得る。キリスト教だと復活ですし、心理学者のマズローは〝宇宙との一体感〟と呼んでいますね。深さに相違はあっても、いずれも同じ霊的内容を異なる言葉で表現したものです。

イケイケ・ドンドン

〝霊のからだ〟を認識する道を提示し、生徒さんたちにも体験してもらいました。そしてそれによって、私のタガもはずれてしまいました。もう、こうなったら、行くとこまで行こうじゃないか、と。

私にはイケイケ・ドンドン的な性格が多分にあって、内から湧いてくるものに圧倒されると、ただでさえ少ないマジメな部分なんか簡単にふっとんでしまいます。まあ、ロック・バンドなんか、そうでないとできないですが。

今でも憶えているのは、沖縄の精神病院に勤めていた時のことです。その時、私は病院バンドを組んでいました。ドラムの男の子が患者さんで、ベースとキーボードが看護師、薬剤師の女の子がボーカルでした。昼食時、私が院内の食堂で昼食を食べ始めると、練習の音が聞こえてくるんですよ。ドラムのダッダッダ！　とか、ベースのボンボン！　とか。自分も早く演奏したい気持ちを押さえて一口二口と食べ始めるんですが、三口目でもう我慢できなくなる。バン！　と皿を置き、スプーンをポンと置いて、トレイを流しに投げ出し、タッタッタと地下室まで走っていく。バンッとドアを開け、ガッとギターをつかみ、ガチッとプラグを入れる。そして、〝ジャーン！〟と音を出す。もう、昼飯のことなんか、このあとは頭によぎりもしません。ただギターを弾くのみです。

こんな性格だから、〝霊のからだ〟よりさらに先の世界にあるからだについて説くことに、もはや躊躇はなくなってしまったのかもしれません。

ほとけ体験

実を言うと、次に述べる〝仏性のからだ〟の存在を認識したのは、ずっと以前のことでした。二十一歳頃だったと思います。私は、指圧の学校に通いながらヴァイオリンを習いつつ、同時に、とある念仏道場に通っていたのです。

道場では、週に四回ほど念仏会が開催されていて、一回約二時間の念仏修行があり、これに毎回参加していました。毎回、渾身の力をこめて集中的に行っており、十八歳後半から始めていたので、そのときすでに三年ほどたっていました。実は、ここで、自分の人生が根底から変わるような内的体験をしたのです。

それは日常生活で起こりました。はじめは〝最近、何だか温かい感じがするなぁ〟という程度のものでした。しかし、その温かい何かがだんだん自分のからだに触れてくるようになったのです。やがて、自分のからだを包み始めました。その時、気がついたら、心の中には仏さまが優しく微笑むかのように映っていたのです。そして私は、今まで自分が抱えてきた重いものが溶けて、脱け落ちていくのを感じたのです。

それはまるで、春になって屋根に積もっていた雪が溶けた後、地面にドサッと音を立てて落ちるかのようでした。重い大きなかたまりが脱け落ちたのでした。それまでの私は、緊張と不安で一杯でした。子供の頃からずーっとそうでした。坂口安吾が子供の頃のことを述懐して、〝私は自分の胸が張り裂けないのが不思議であった〟と述べていますが、私もまったく同感でした。

生まれて初めて、安らかに眠るという体験をしたのもその頃でした。私がそれまで、日々どんな想いで生きていたかは、想像していただけると思います。

それはまったく思いもよらないことでした。仏さまが実在することなど、あまり考えていませんでした。にも関わらず、自分が抱えていたつらい緊張や悲しい不安が、そのほとけ体験によって溶かされていったのです。

私は、自分を癒し包んでくれる大いなるものに、ただ身を任せるだけでした。そして、はじめて人生においてくつろぐことができたのです。それは、まるで一日中温泉にでも浸かっているような、うっとりとした気分でした。そしてその時、自分の中から湧いてくる想いは、願いでした。宇宙一切が良かれという想い。それが、ただただ自然にいつまでも湧いてくるのです。

不思議なものです。その時から、妙好人（詩を残した古《いにしえ》の念仏者たち）の詩を深い共感をもって理解できるようになったのです。親鸞聖人の〝法蔵菩薩が五劫もの間修行して、阿弥陀仏となられたのは、自分独りのためだった〟という言葉も、不遜かも知れないけれど、実感をもって私に響きました。道元禅師の身心脱落もそうでした。

これは後で知ったことですが、念仏には十の現世利益があって、その一つに「触光柔軟」というものがあります。阿弥陀如来の光に触れて、身も心も柔らかくなるという意味ですが、私のほとけ体験がこれだったのではないか、と後で思いました。事実、たしかに、それまでガチガチに凝り固まっていた私のからだが、その時を境に、柔らかくなったのです。頸や肩を触ると、マシュマロみたいに柔らかくなったのが、何とも不思議でした。たとえ何かがあって緊張し、からだが硬くなっても、ほとけさまを想い浮かべることで、温泉に浸かったような良い気分になり、コリが溶けていくようになりました。

私が僧籍に入ったのは、この体験を人と分かち合いたいが故でした。

ピーク体験

光と言えば、なぜロックなんかをやっていた私が、仏教に興味を持つようになったかと言えば、それは演奏中の体験によるものでした。まだ十八歳の頃でしたが、当時の生活はメチャクチャ。心身ともにドン底でした。酒は飲むわ、クスリ（ＯＤ＝睡眠薬や頭痛薬などを大量に摂取すること）はやるわ、今も傷跡が残っているようなリストカットを繰り返すわで、ひどいものでした。自分の髪の毛に火をつけたことすらあります。そういえば、シンナーにも挑戦しました。

心があまりにもつらかった。ただ自己破滅に向ってまっしぐらという感じだったのです。そして大量のクスリを飲んで、二階の窓から飛び降りて裸足で逃げ、そのまま何回目かの家出。その後、何か月も帰りませんでした。

そんな救いようのない状態の中で、唯一の救いと言えば、それは演奏することだったのです。だから、どれほどいのちを注いでギターを弾いたでしょうか。

そうしたある日、演奏していたら、突然、精神的にまったく別の世界に入っていたのです。すべてが光に見えました。存在するすべてが神々しく見えました。あらゆる苦しみは、その光の世界に解き放たれていました。聞いていた人は、素晴らしい演奏だったと、あとで私に言ってくれました。

その後、二度ほどそんな体験をした後で、私はぼんやりと考えたのです。もしかしたら悟りって、こんな世界のことを言っているのかなぁ？　と。それは自分が悟ったという意味でなく、どういうわけか、何となくふとそう思ったのです。

それまで宗教と言えば、教会のステンド・グラスとか、礼拝堂とかの白黒のイメージしかありませんでした。しかも、宗教には道徳的なイメージがあり、宗教みたいなものは地味でマジメな人がやるもので自分には関係ないと思っていたのです。

しかし演奏中の光体験は、今までの自分の知識では説明のつかないものでした。そのような精神的体験についての知識も持ち合わせてはいませんでした。だからなぜあの時の自分が、悟りってこんなんかな？　なんて、ぼんやり考えたのかもわかりません。

その後、ずーっとあとになって、海外のミュージシャンで同じような体験をしている人が多いということを知りました。イギリスの有名なロックバンドのメンバーの奥さんだった人が、心理学の学位を取って書いた本を通じてです（ジェニー・ボイド／ホリージョージ・ウォーレン著『素顔のミュージシャン』早川書房刊）。その本は、そうしたミュージシャンの体験をまとめたものでした。そこでは、私が味わったような体験を〝ピーク体験〟と称していました。神に触れる体験とも書いてありました。

私はその体験をきっかけとして、今までまったく興味のなかった瞑想などに興味を持つようになりました。そしてその後、般若心経との出会いなど紆余曲折を経て、念仏三昧の道場に通うようになっていたのです。

とはいえ、根がへそまがりですから、信仰というよりは、精神的実験とでもいうような気持ちで行っていたのです。今から考えても、あんまり素直ではありませんでした。だから、まさか仏さまを体験するなんて思わなかった。ましてや自分の存在が、根こそぎ癒されるなんて……。それはまったく思いもよらないことでした。

仏性のからだ

そのほとけ体験があった頃、もはや、自分の肉体が呼吸しているという意識がありませんでした。自分が呼吸しているのでなく、宇宙全体が呼吸していて、それが自分の肉体の呼吸とシンクロしていることに気づいたのです。それはそれは、安らかな気持ちでした。み仏の大愛に浸るというのでしょうか。身も心も甘く溶けていく感じです。

この時の体験が、〝仏性のからだ〟を発見するヒントになりました。〝仏性のからだ〟はとてつもなく大きく、また、呼吸しているのです。その大きさは、地球の成層圏より少し大きいくらい。そして、何を呼吸しているのかと言えば、宇宙の大愛心です。

〝仏性のからだ〟にはその他、いろいろと特徴があります。しかし今の段階では、まだ全部わかっているわけではありませんし、言葉だけで説明するにはどうも無理があるのでこのぐらいにしておきます。

法体

〝仏性のからだ〟よりもさらに深い次元のからだ、それが〝法体〟です。〝法体〟に形はありません。無辺なるものであり、どこまでも無限に大きくなり得るものです。あなたの五番目のからだである〝法体〟は、まさに空性です。

宇宙そのものも、また空性です。遠近大小を超えている無辺なる存在です。大乗仏教では、これを法身と呼びます。

ここのところは体験抜きで述べても、あまりピンとこないかもしれません。しかし、あえて述べることにします。

本来ならば、空なるものは触れたり触れられたりする対象ではありません。だから、〝法体〟に触れる対象はありません。また、相対を超えた絶対なる法身も、触れられる対象ではありません。しかし面白いことに、マイナス×マイナスはプラスのような現象がここで起こるのです。

まず、あなたが自分の法体を認識したとします。すると、法体によって空性である法身に触れることができるのです。また、これと融合することもできます。法体が触れることのできる対象は、法身のみです。また法身は、法体にのみ触れられるものなのでしょう。

そしてもう一つ面白いことがあります。法体は、自らが触れた空性なる宇宙の本体を〝からだ〟として感じるのです。だから、仏教は空なる宇宙の本体を〝法身〟と呼ぶのだと思います。

また、法体のワークをやると、法体と法身が触れ合うことで、仏の光明が宇宙に遍く照らされることを体感することができます。

すべてはこのほとけ体験から

今にして思えば、これらの体験の後、私は人に対して、融合も結心も無意識に行うようになっていました。しかし、言語化していなかったので、特に融合や結心をしているという自覚はありませんでした。

いくら体験や体感があっても、言語化することがなければ自己の内証だけにとどまり、他の人と分かち合うことはできません。自らの体験を人々に伝え分かち合うためには、どうしても言語化し、人々が同じように体験できる手段方法を明らかにする必要があったのです。

そのためだったのでしょう。長い間、人々にもまれ傷つきながら、タオ指圧を教えてきました。自分の心の内容を照らし見て、一つ一つ気と心の世界を明らかにして体系づけていくプロセスは、どうしても必要だったのだと今では思います。

すべては宇宙のはからいでした。

第五章　気の幸福力トレーニング

気心道の「気のワーク」を行うと、他者の気の状態がわかるようになり、「練気」体操では気が高まります。また「合気技」は、他の人の気を導きます。これらは元々、タオ指圧の専門家になる人を指導するために体系づけたものです。しかし私は、これを広く一般の人々と分かち合うことを強く願ったのです。それは気心道の修養が、人の幸せ力をつけるのに有効であることに気づいたからです。

他者に幸せをもたらす

気のワークを行うと、みなさんビックリします。相手の心の状態で気が変化することを、自分のからだではっきりと体感できるからです。

たとえば、心に利他の願いを持っているとき、その人の気はとても快いのです。気のワークを行うと、その事実を自分のからだで如実に実感することができます。また逆に、エゴ心を抑えない時、その人の気は苦しく不快です。気のワークでは、それもまた、はっきりと感じることができるのです。

気を通じて学ぶことができる、何よりも大切なこと。それは、どのような心が周囲の人々に幸せな気持ちをもたらすかで、それも、気で体感できます。周囲の人を幸せな気持ちにして、本人が幸せにならないはずがないのです。人の存在価値は、周囲にどのような気を与えているかによります。周囲に幸せな気持ちをもたらす人は必ず幸福になります。これは、宇宙の法則です。

〈レッスン内容〉
(1) 気のワーク
(2) 気のチェック
(3) 合気法
(4) 練気法

レッスン1——気のワーク

「純信」のテーマで行う

気心道やタオ指圧では「タオ心」と呼んでいる心の状態があります。タオ心は、純信、利他、感謝などを含めて全部で十種類あります。ここでは、純信というテーマで、気の融合を行ってみたいと思います。純信とは、宇宙に理法（法則）があり、その理法を一〇〇％信じることです。

気の融合体験によって、あなたは何を認識するのでしょうか？　それは、自分の心の状態があなたの気を創っていることです。またその気が、周囲に放射されていることです。いや、もっと正確に言いましょう。宇宙太極の気は、実は、あなたの心に反応しているのです。すなわち気とは、あなたの心に対する宇宙の反応なのです。それが、あなた自身とあなたの周囲に放射されているのです。

気の融合を受けると、人は何を感じるか?

純信によって気の融合が生じたとします。すると受け手は、澄み切った透明感のある気を感じます。また、実践者の心の深さいかんによっては、自己の境界が消失した感じすら抱くかも知れません。

利他(他者の人生に、良きものを与えたいと願うこと)によって生じた融合では、受け手は、独特のリラックス感や温かさ、また何かに包まれた感覚を抱きます。もちろん、最初からそれらすべてを感じるほど感性が開けている人はなかなかいないでしょう。したがって、先に述べた感覚の内の一つでも生じれば合格です。それは、気の融合が生じていることを示しているのです。

受け手が、どれくらい先に述べた感覚に包まれるかは、実践者の心の集中度と、受け手の感性の開き具合との兼ね合いによります。

気のワークの実践

（1）受け手は仰臥し、実践者はその横に寄り添います（身体は触れても触れていなくても結構です）（写真①）。

実践者は、宇宙の理法を、純粋に信じる気持ちを深めます。心が澄み切るほどその気持ちに成りきるように、心を集中させます。

そして心を深め続ける状態のまま、少なくとも十五秒は持続します。やがて受け手の身体は、軽さ、軽快感、あるいは爽快感などを感じ始めることでしょう。純信には気を透明にするという働きがあるのです。

少しでも先の感覚が感じられるようだったら、さらにタオ心（純信）を深めましょう。タオ心を深めると、受け手が感じる快さも、また深まります。

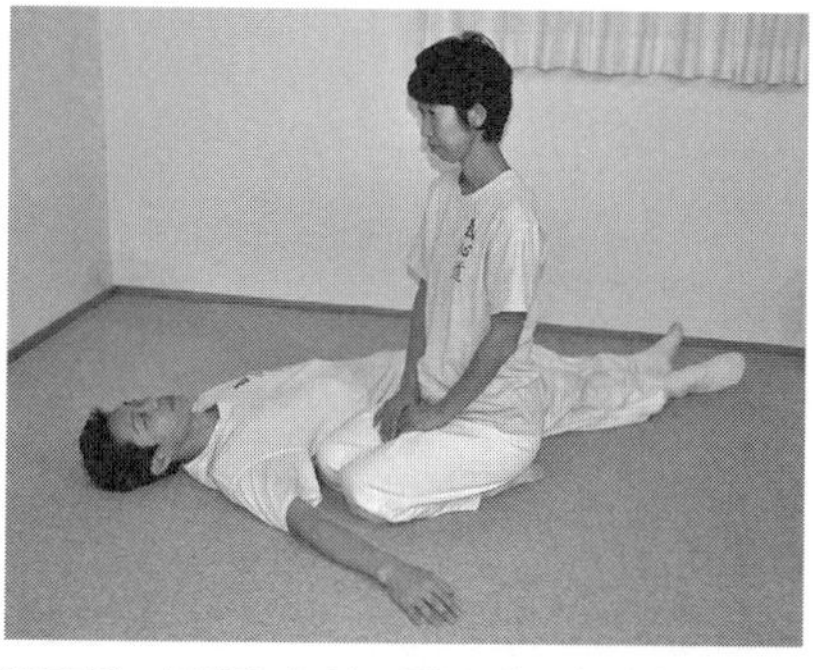

写真①：正座した時の受け手と実践者の位置

レッスン2――気のチェック

気のからだを強くする一番の方法は、純信、利他などのタオ心の境地を深めることです。タオ心には宇宙の力を気のからだに送り込む働きがあるからです。タオ心が深まることで強くなった気の力は、幸福力も高めます。

ここで、タオ心による気の強さをチェックしてみたいと思います。

これは、心のあり方による気の強さをチェックする方法ですが、筋力テスト（キネシオロジー）、O-リング・テスト、統一法（気の研究会）等にも共通するものがあります。

〈ワーク〉腕を引っ張る

（1）実践者は座り、腕を伸ばしています（写真①）。

（2）実践者がタオ心を抱いていないと、引っ張られたら倒れてしまいます（写真②）。

（3）次に実践者は、利他心、すべての人の人生がより良くなることを願う心を深め続けます。すると、引っ張られてもまったく倒れません（写真③）。

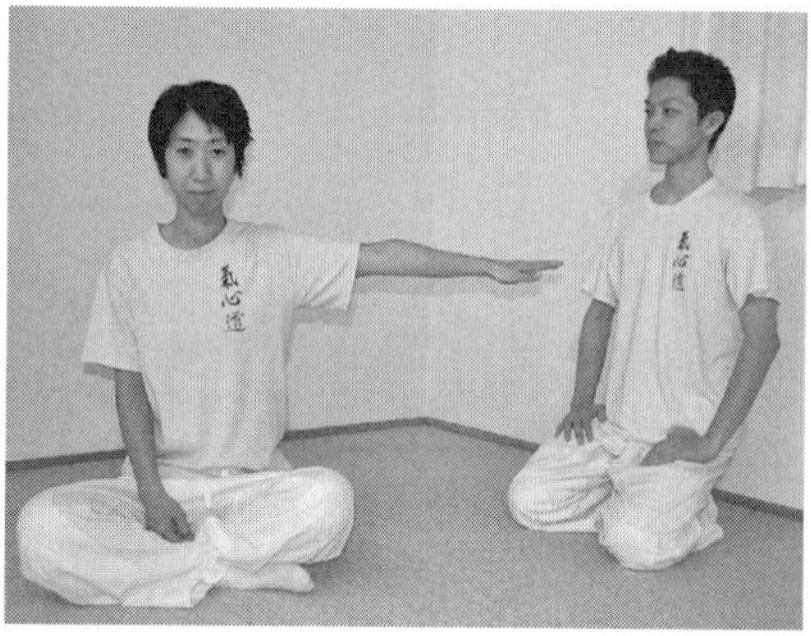

写真①

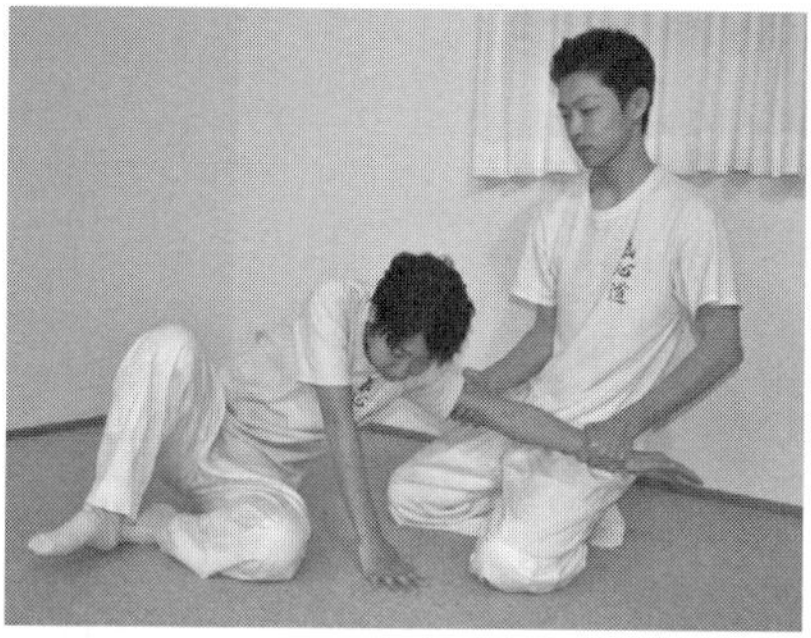

写真②

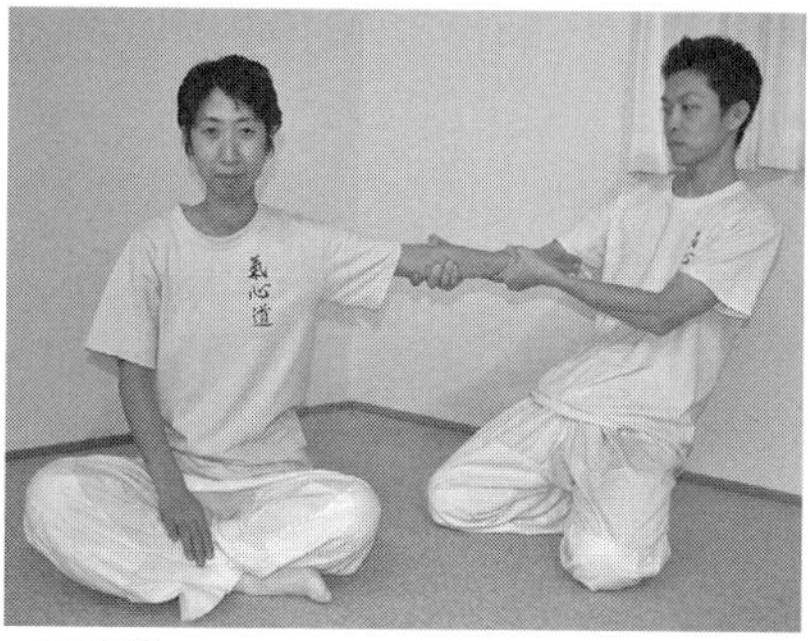

写真③

レッスン3——合気法

最初はできなかった合気道

まずは、ちょっと悲しいエピソードから始めてみたいと思います。私は、合気道の稽古を集中的にしていた時期があります。すでに指圧の指導や治療に忙しくなっていた頃です。流派の違う二つの道場に通っていましたが、稽古日が重なっていたので、行ける日は週三回と限られていました。一回四時間の通し稽古や、違う道場で一日に昼夜二回稽古する日もあり、そんな日はさすがに、喫茶店で原稿を書きながら眠ってしまうほど疲労しましたが。

私は、その頃から思っていたのです。自分のような忙しい身では、稽古に通う往復時間も惜しい。しかし合気道の稽古はしたい。毎日、自宅で気を鍛錬し、それによって上達する方法はないものだろうかと。そうすれば、たとえ通うのが週一、二回でも、ものすごく速く上達できるのだけれど……などと、虫のいいことを考えていたのです。そしてその結果、考案したのが、後に述べる「練気法」です。

もっとも、合気道の稽古を始めた最初の頃は、本当に大変でした。技がなかなか憶えられなかったのです。もの憶えの悪さもあったでしょうが、その最大の原因は、道場にいることによる緊張感でした。というのは、実は私、体育会系というのが大の苦手で、そこにはトラウマがあったのです。

アメリカから帰国したばかりの中学二年の時に、体育の教師から受けたイジメとでも言うような仕打ち……その精神的ダメージの記憶が無意識下によみがえり、道場のドアの前までは行ったけど、緊張のあまり入れなかった、ということすらありました。不思議なものですね。十五歳の頃から野宿しながらヒッチハイクして、平気で全国を旅していたのに。深夜に、運転手が酔っ払って猛スピードで走るトラックの助手席に座っていたこともあり、その時ですらまったく緊張感はなかったのに。それが、道場にいるというだけでもう緊張感でガチガチでした。このため技がまったく憶えられなかったのです。

それで、その結果どうしたかというと……とうとう諦めたのです。

何を諦めたかというと、自分が合気道を修得することを諦めたのです。自分には合気道を修得するという能力がないと思ったのです。ちょっと悲しい話でしょう？（技が憶えられなかったのは、緊張感のためだったというのは、後になってわかったことでした）。

もっとも、修得は諦めましたが、稽古までは止めなかった。合気道の哲学は素晴らしいと思っていましたから。そして、こんな素晴らしいものは広めなきゃいかん、自分は才能がなくて修得できないけど、みんなが修得したらいいと思ったのです。

そこで、みんなが合気道を学べるような状況を作ろうと思ったのです。というのも、当時私の習っていた合気道の先生の生徒さんはとても少なかったのです。私はチラシを作り、あちらこちらにビラを張りに行って、たくさん生徒を集めて道場を盛り上げようとしたんです。私としては、〝みんな、どんどんうまくなって、僕を追い越してね〟というぐらいのつもりでいました（ちょっとは悲しかったけど）。そして、自分はあまり目立たないように道場のスミで、ちょこちょことやっていたんです。

突然できるようになる

それがですね。修得を諦めて緊張が解けたからでしょうか。何か月かしたら、ある日を境に突然、技がキマるようになったんですね。いやぁ、うれしかったですねぇ。まるで、キツネにつままれたみたいな気分でした。〝自分にもできるんだー〟って。

それからですね。自分自身もまた稽古に打ち込むようになったのは。自分にもできるんだってことがもう、うれしくて、うれしくて。それからの合気道の稽古は、私にとって不思議な喜びそのものでした。受身を取って転がるのも、相手に技をかけて投げるのも楽しい。稽古中は、まるでバンドで演奏しているようなハイな状態でした。

そんなふうに、稽古に打ち込む日々だったのです。もう、三十もいくつか過ぎていましたがとても楽しかった。それに、なぜか合気道は、自分が人生をまっとうするためには、避けて通れないものと感じていました。

そしてそれは事実でした。その後、次々と生まれていった疲労しないタオ指圧の技法は、合気道の技が土台となったのです。

だからあなたも、もし仮に、自分には才能がないと思っても、諦めないで頂きたいと思います。私も、もうちょっとで諦めるところでしたが、ぎりぎりセーフでした。

透明感が全身に広がる

合気道でも、不思議な体験がありました。ある日気づいたのです。足元に、何か今までに感じたことがない、透明感があることを。

〝はて何だろう?〟と、最初はよくわからない。しかし、日々稽古を続けていくと、さらにその透明感が増していき、やがて膝まで広がってきました。そして、毎週少しずつ下半身から上半身へと広がっていったのです。やがて数か月経つと、それが頭にまで広がっていきました。その後、いつしか全身を覆い、拡散しました。

その結果、下半身はどっしりとしました。それだけでなく、技がキマるにも関わらず、全身に広がった透明感のために、少しも重い感じがないという状態になりました。

〝合気道の稽古でも、このようなスピリチュアルな体験はあるものなんだなあ〟と思ったことでした。

宇宙のはたらきを顕すのが合気

合気法の基本は、気の融合を土台として相手の気を導くことです。経絡治療も、受け手の気を癒しに導くことが、基本です。したがって両者は、同じ精神によってなされるのです。

相手の気を導くことは、相手を自分の意のままに従わせることではありません。宇宙の働きがそこに現れるようにすることです。

そして心しておかなければならないことがあります。それは、相手の気をコントロールしたり支配することでは、宇宙の働きを現すことはできないということです。どうしたら、相手の気を導くことができるのでしょうか？　それは、宇宙の理法に対して純信を抱くことであり、相手の人生がより良くなることを祈り願うという利他心を持って生きることです。

純信と利他こそが、宇宙の働きを発現させるのです。そして、相手の気を導くのは「他力」、すなわち宇宙大霊の力に任せきった、安らかな心境です。

〈ワーク〉遊動法

（1）正座している相手の後ろに立ちます（写真①）。

（2）手のひらを相手の頸部にぴったりと当てます（写真②）。

（3）相手の頸部の表皮を深く手前に動かします（写真③）。

（4）すると相手は簡単に倒れて行きます（写真④）。

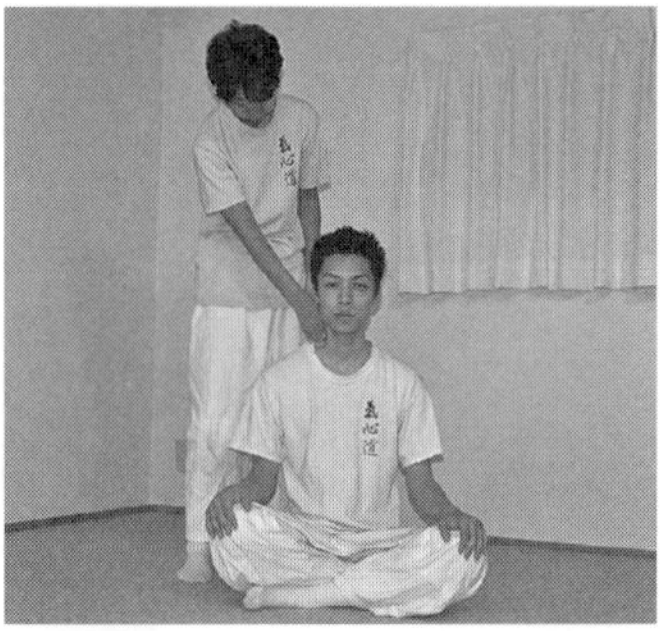
写真①

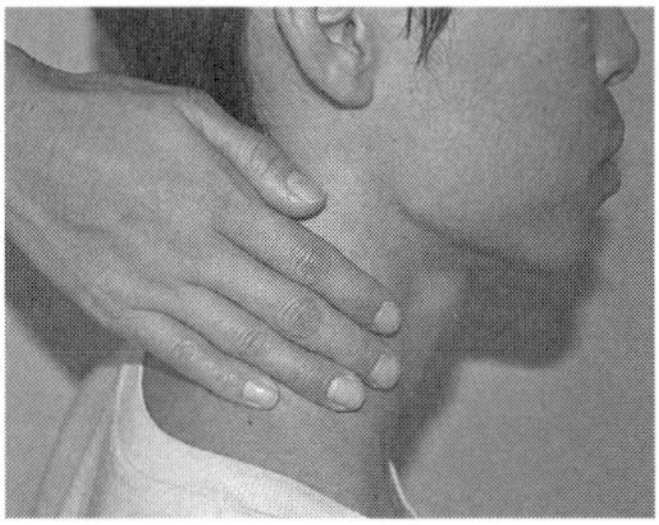
写真②

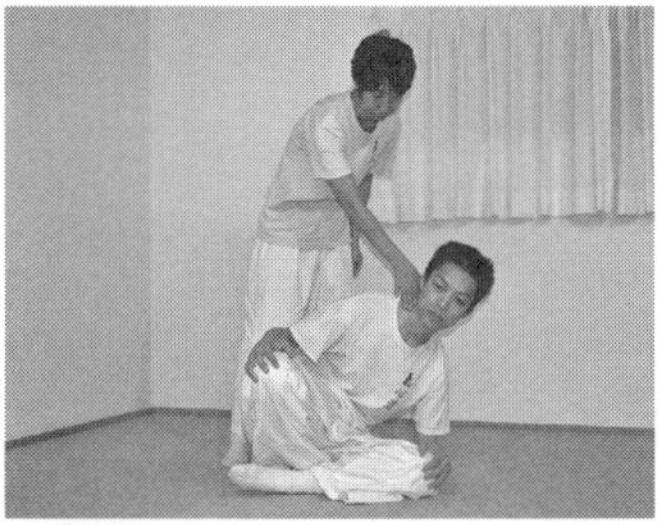
写真③

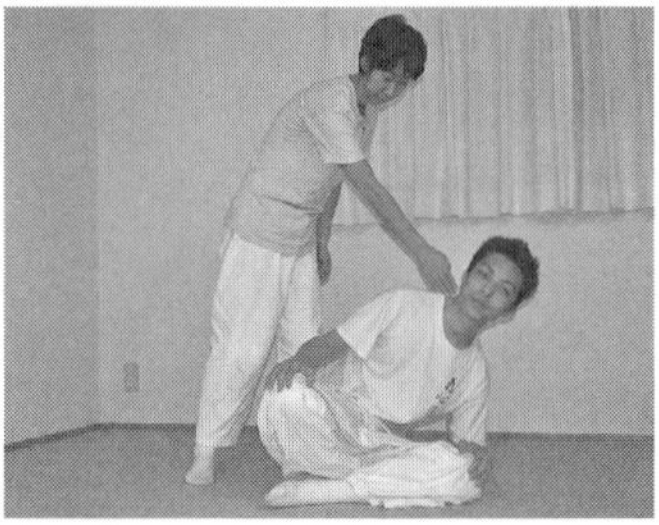
写真④

レッスン4――練気法

気の原理を身につけるために行う体操が練気法です。練気法は『気の経絡指圧法 安らぎのツボ 実技篇』（講談社＋α新書）で、四つほど紹介しました。ここでは、残りの三つを紹介することにします。

1．竜巻（Tornade）

◆準備

（1）腰を落とします。

（2）頭頂部の二〜三〇センチ上のところに、右手の中指の先が来るようにします。

（3）左手は下ろしておきます。

◆動き

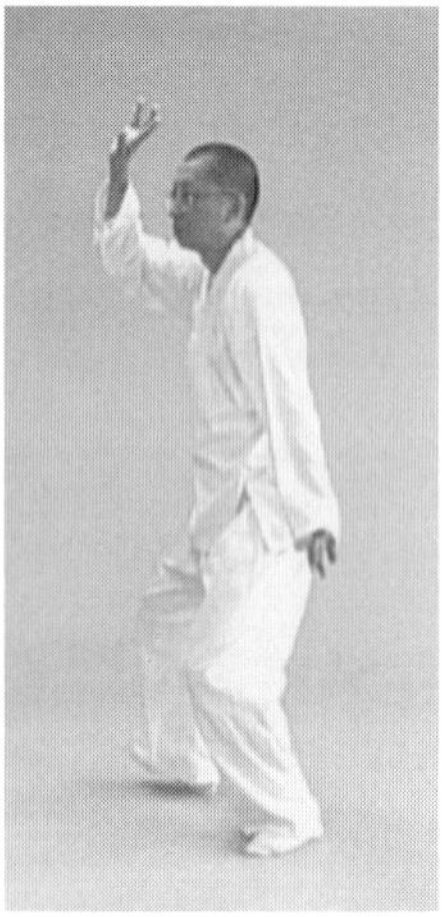

準備姿勢

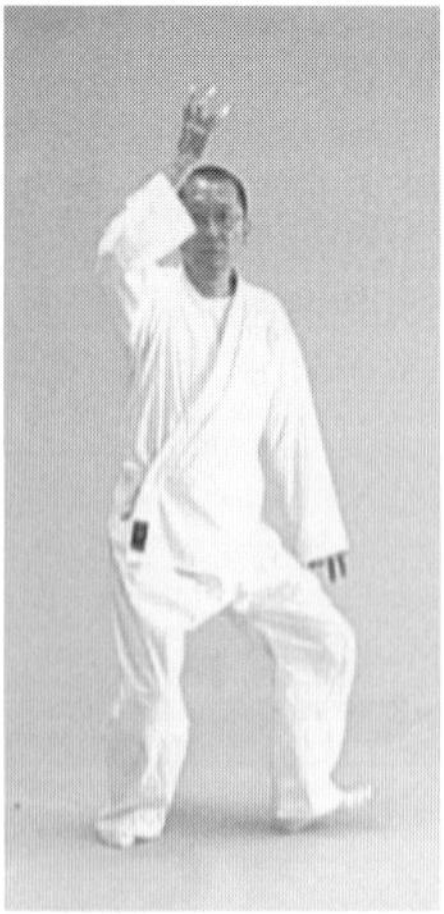

左回転：左つま先が上を向く

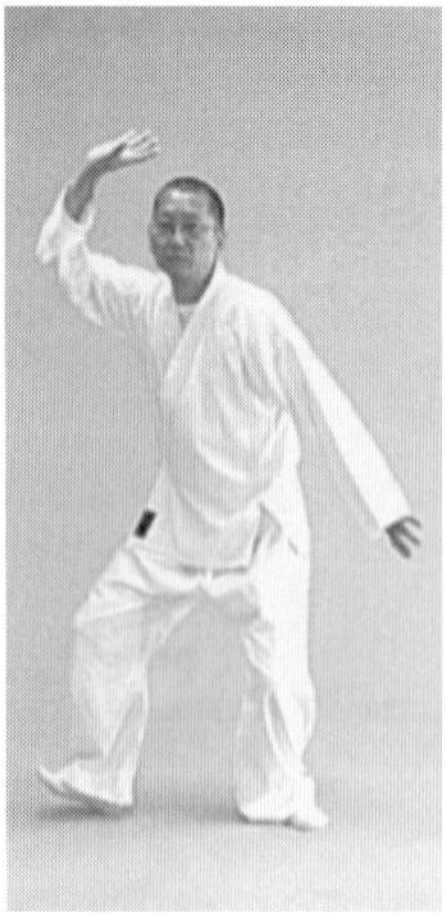

右回転：右つま先が上を向く

（1）腰を中心にして、からだを回転させます。
（2）右手も中指を中心に回転します。
（3）左手も同様です。
（4）からだが左回転したとき、徐々に左のつま先が上がっていきます。右回転した時は、徐々に右のつま先が上がっていきます。

◆備考
（1）顔は前を向いたままです。
（2）腰は落としたままです。
（3）左右行います。

2．らせん突き（Spiral Punch）

◆動き――右の握りこぶしを突き出すまで
（1）右の握りこぶしを左回転させながら、前に突き出していきます。
（2）突き出していた左手の握りこぶしを左回転させながら、腰の位置まで引っ込めていきます（次頁写真①）。
（3）同時に、右足のつま先が下がっていきます（次頁写真②）。

〈発気法〉

発気法で、気の原理がどれほど気の力を強くするかを確認できます（DVD参照）。

もっとも、受け手は素直な気持ちになる必要があります。もし受け手が、〝おいおい、オレを動かせるもんなら動かしてみろよ〟みたいな気持ちで身構えていると、全然楽しくないだけでなく、気がぶつかって苦しくなります。健康的ではありません。

受け手にとって発気法は、どれほど自然に相手の気に順って流れることができるかの訓練です。気が感応すれば、からだがふっとんで楽しいものです。ぜひ、受け手の方も楽しんで下さい。

以下は、受け手として素直な人の三原則です。

（1）踏ん張ったり抵抗したりしないこと。

（2）オープンでリラックスしていること。

（3）ニュートラルな気持ちでいることです。

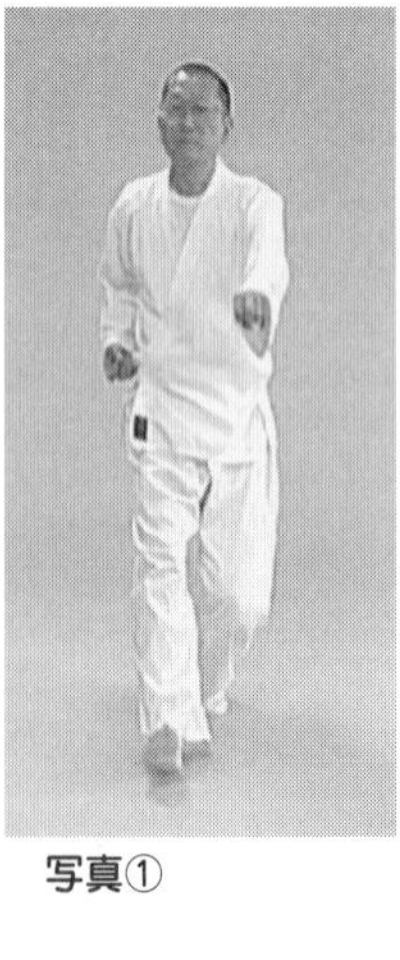

写真①

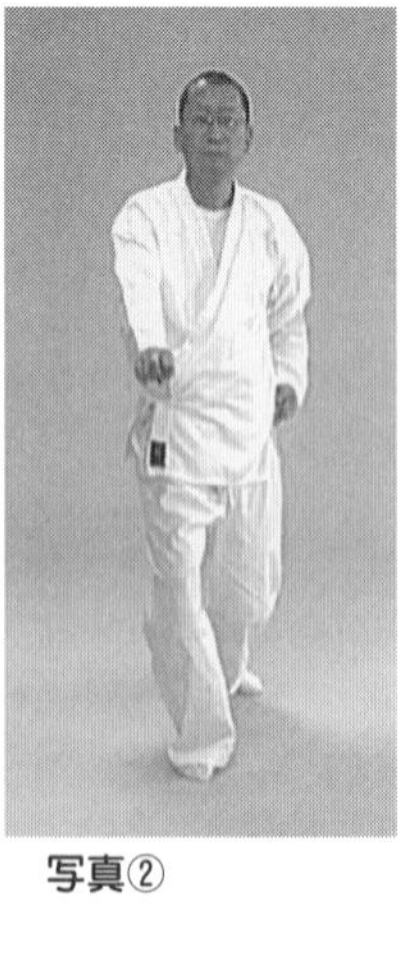

写真②

※踏ん張る人は、自分の頑固さを証明しているようなものです。

◆準備

（1）受け手は両手を伸ばし、さらに両指を組んで返します。そして楽に立っています（写真①）。

◆動き

実践者は、以下です。

（1）握りこぶしを受け手の両手のひらに当てます。

（2）自分のつま先を上げます。

……さて、ここからです。実践者は、さらに拳《こぶし》を突き出します。

しかし、ただ単に突き出すということではありません。

突き出すと同時に、他の二つのことも同時に行います。

それは拳を回転させること。また、つま先を落とすことです（写真②③）。

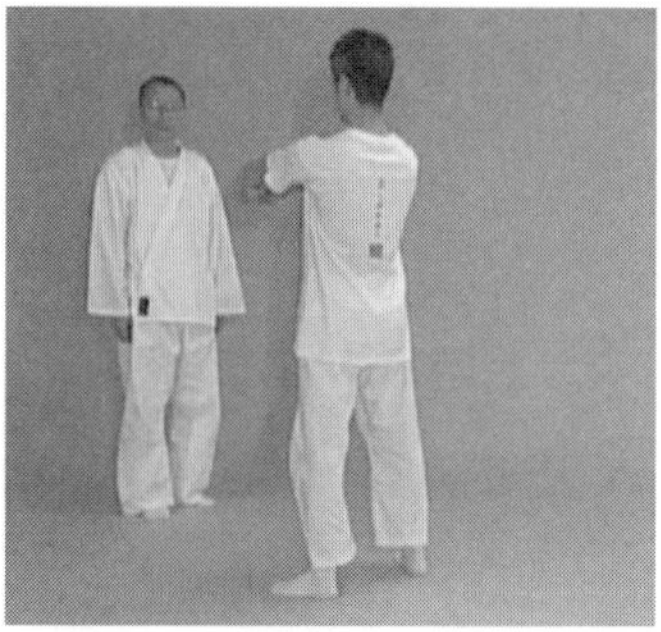

写真①：準備姿勢

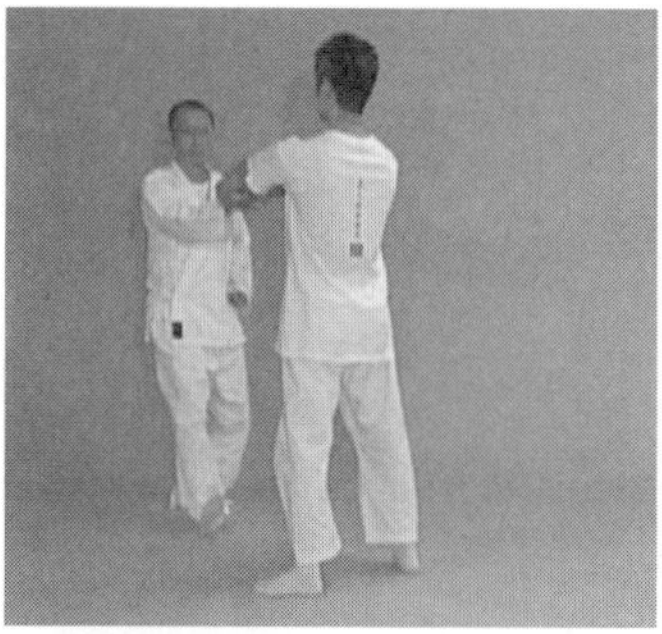

写真②：右足のつま先を上げ右手拳を突き出す

気が出るための条件の一つは、シンクロの気の原理です。ここでのそれは、拳の回転とつま先の動きとが同じスピードで動くことです。二つの動作が、同じスピードで行われたときは、驚くほど気が出ます。

もし受け手が、抵抗することのないニュートラルな状態で発気法を行ったなら、受け手のからだは、ふっ飛んで行くことになるでしょう（写真④）。ふっ飛んでいくのは、受け手が相手の気に合わせている自然な状態ということです。

また、相手の気に合わせるとは、相手を受け入れるということです。これは、柔軟性をもって相手と気でコミュニケートすることでもあります。

仮に、もし受け手が頑固な心を持っていたら、実践者の気に合わせることができません。この場合、気は滞り、からだの動きも止まります。このような時、実践者は自分の気が受け入れられないので、不快を感じます。

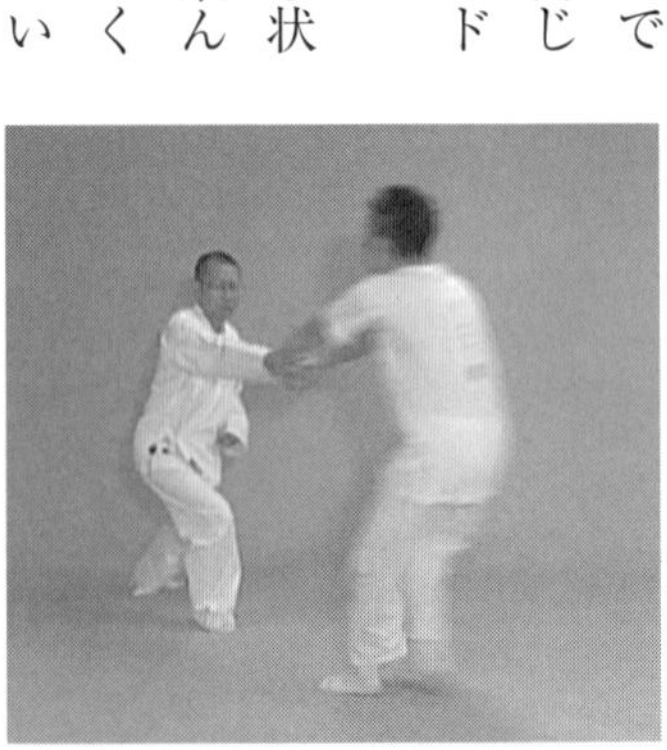
写真③：右手の拳を回転させながら突き出し、つま先を落とす

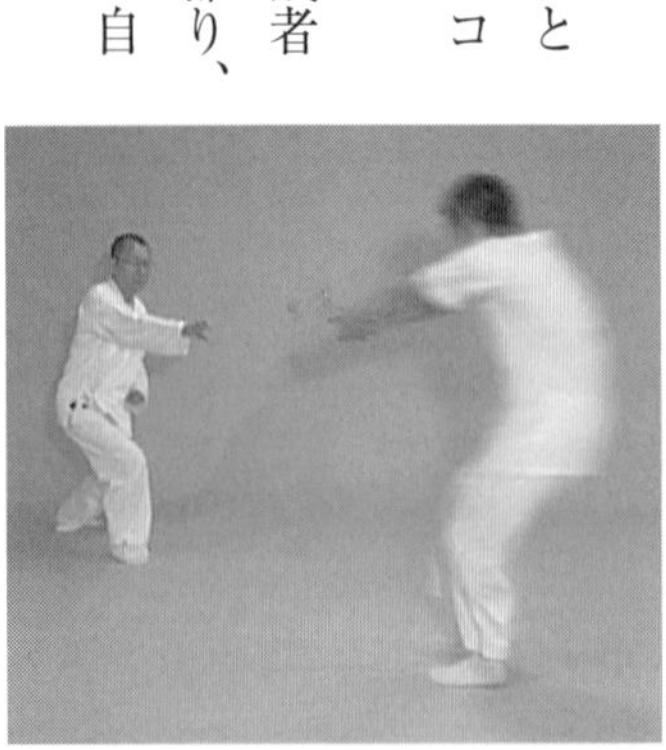
写真④：受け手のからだが吹っ飛ぶ

気のコミュニケーションの基本は、相手を受け入れ合うことです。だから発気法は、先に述べたように、受け手にとって、相手の気を受け入れることに他なりません。

1. 十字切り（Cross Cut）

◆準備（写真①）

（1）右手を上に挙げ、左手を下に降ろします。

（2）両手のひらが、なるべく同一平面上になるようにします。

◆動き（写真②）

（1）右手のひらを手刀に見立て、斜めに振り下ろします。

（2）左手のひらは、なるべく右手のひらと同一平面上を維持しながら、下ろします。

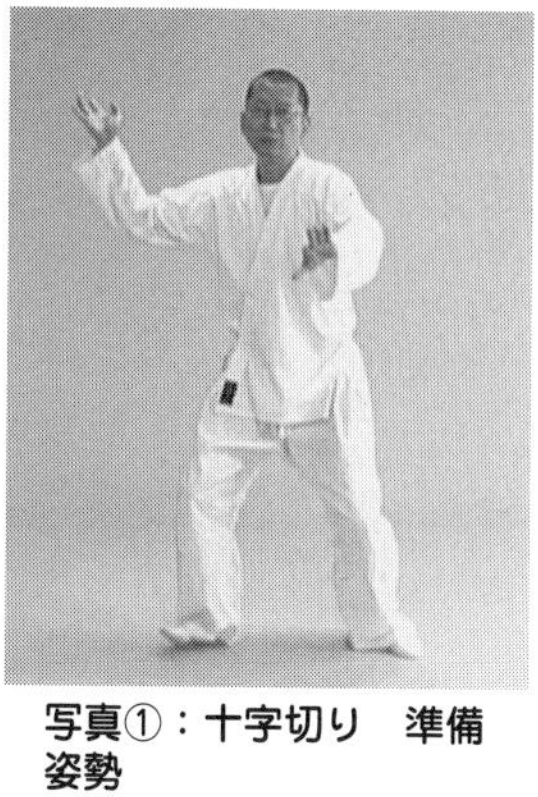

写真①：十字切り　準備姿勢

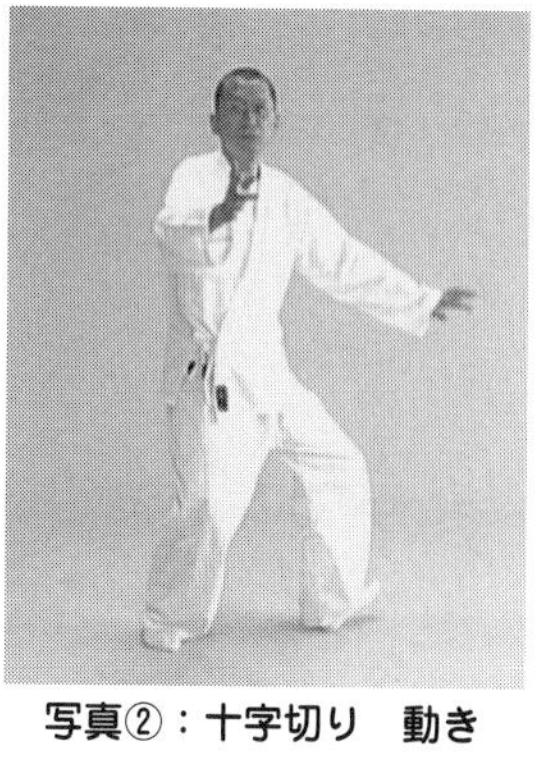

写真②：十字切り　動き

練気の原理

気の原理に沿ってイメージしながら体操することで、その効果は何倍も上がります。イメージと身体の動きとの一致は、心身一如を得るためには、必要な訓練です。心身が一如であればあるほど、健康で幸福力が増します。気の力は、心身が一つになることによって強くなるからです。気が強いほど、人生を思い通りに自己実現していく力も、また強いのです。

練気の原理は全部で六つあります。その最初の四つの原理の詳細は、拙著『気の経絡指圧法 安らぎのツボ 実技篇』（講談社＋α新書）で述べました。したがって四つの原理については、以下のように簡単に述べるにとどめます。

（1）手の回転と一致した身体の動き（シンクロの原理）
（2）丹田が地面と平行の動きをすること（丹田の原理）
（3）腎経を意識した動作（腎経の原理）
（4）動きのスピードを、物の落下と同じにする（スピード加速の原理）

先の発気法を、右記四つの原理で試してみてください。シンクロ→丹田→腎経→スピードと、一つ一つの原理が加わって行くことで、気はさらにパワーアップしていくことがわかります。

では、残りの二つの原理について述べたいと思います。

底丹田

丹田は、古典的には三つあります。まず眉間にある上丹田、胸骨にある中丹田、さらに臍下にあるセイカ丹田です（次頁図①）。

ここで述べる底丹田は、これまでどの文献にもなかったものです。すなわち、地面より二メートルくらい下で、気のからだの底にある点が、底丹田です（次頁図②）。

ちょっと立ってみてください。足を持ち上げてみます。あっ、持ち上げられてしまいましたね（次頁写真①）。

では次に、底丹田をしっかり意識してください。もう一度、持ち上げようとしてみます。今度は、マンホールを持ち上げようとしているみたいに上がりません（次頁写真②）。

練気体操を、底丹田の原理に基づいて行ってみましょう。何も難しいことなどありません。底丹田を意識しながら体操するという、ただそれだけの話です。

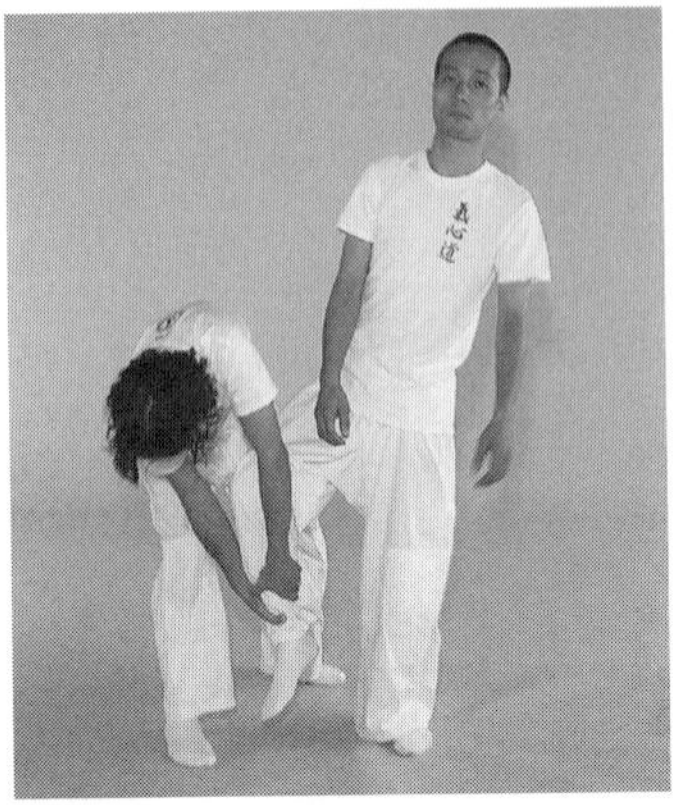

写真①：何も意識しないと……

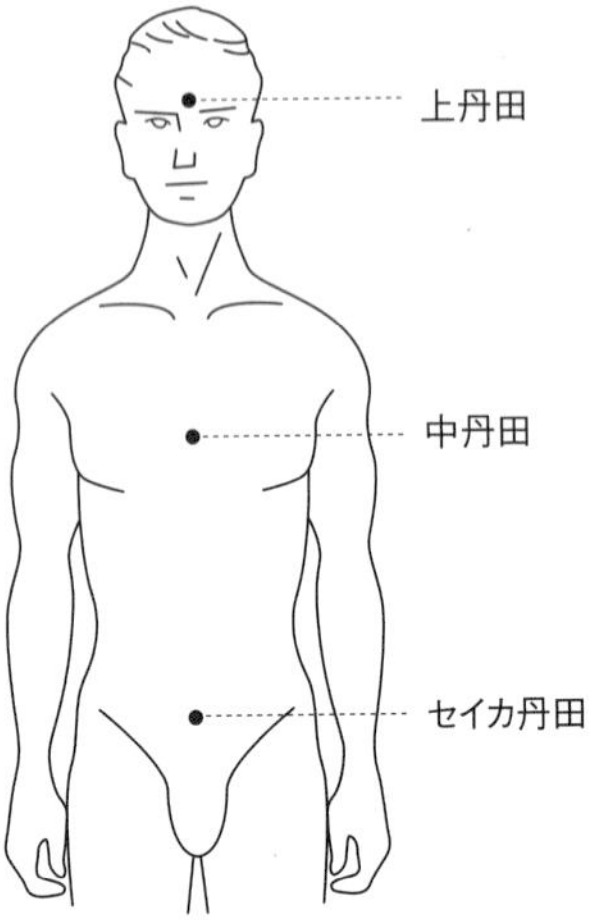

図①：セイカ丹田

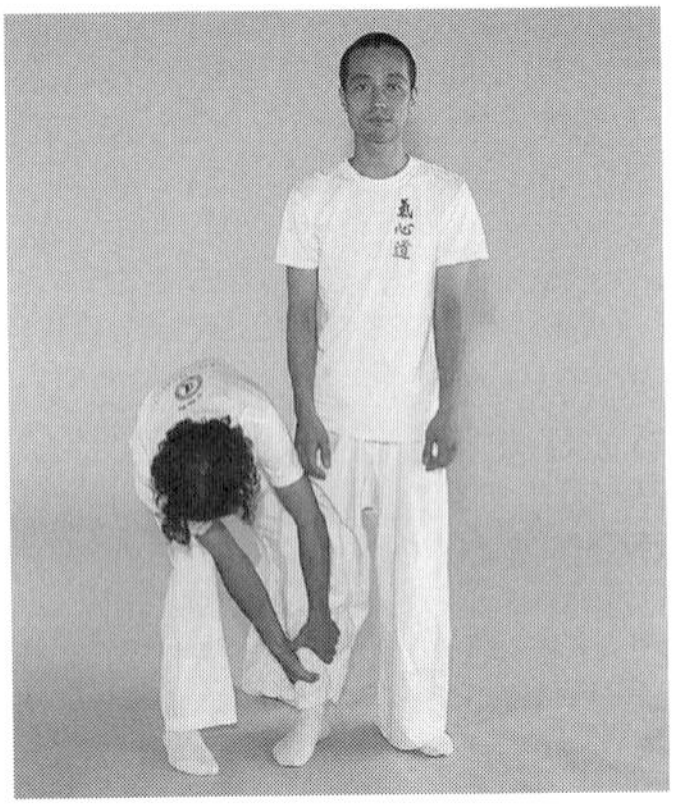

写真②：底丹田を意識すると

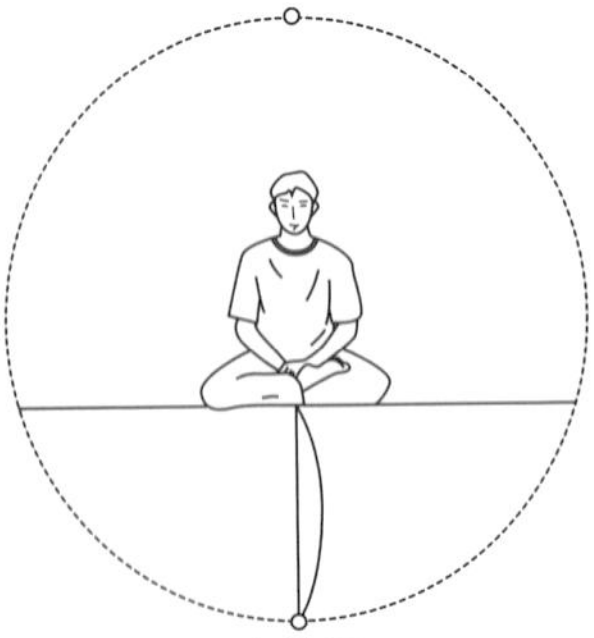

図②：底丹田

気の中心

あなたの気の中心は、どこでしょうか？

ワークショップでこんな質問をすると、いろいろな答えが返ってきます。丹田という答えが一番多いようです。中心と聞くと、皆さん、中学校で使ったコンパスを思い出すようです。幾何学的な中心をまずイメージするのでしょうか。

もし、宇宙が無限大の円だとしたら、その中心は宇宙のどこにでもなり得るのです。それに、気は物質ではありません。したがって、どこが気の中心かと言えば、それはあなたが意識を向けるところなのです。

この原理を修練するには、大自然のすべてが、底丹田に集約されているとイメージしつつ体操を行うことです。すなわち、底丹田から宇宙一切に気が広がるというイメージです。同時に、宇宙一切が底丹田に集約されるというイメージでもあります。

練気法は、単にからだを動かす体操ではありません。気の原理に基づいてからだを動かすことによって、心身を一如にして気を高めるものです。気は健康だけでなく、人格や運命までコントロールします。それを考えると、練気法もまた、修練するのに意義あるものと言えるのではないでしょうか?

心で行うのがタオ指圧

タオ指圧の手技は、タオ心を無限に深めることによって生じる、気の融合状態で行います。これによって、受け手は深い快さを感じ、また気が癒しに導かれるのです。

次では、基本手技(サンガ指圧)やツボ施術の実際のほか、経絡ストレッチやタオ心を深める気メディテーション等もご紹介します。

〈レッスン内容〉
(5)経絡法
(6)気メディテーション
(7)基本手技(サンガ指圧)
(8)ツボ施術

レッスン5――経絡法

経絡をストレッチしながら呼吸し、全身の気の流れを調えるのが経絡法です。これは、経絡指圧の創始者、増永静人師考案による経絡体操が元になっています。

経絡体操は、自分一人で行うものです。しかし経絡法は、ペアになって互いに経絡ストレッチを介助し合います。これによって、さらに大きな経絡効果を上げることができるのです。

経絡法は全部で七つあります。ここでは「肺・大腸系」、「胃・脾系」、「心・小腸系」の三種の経絡法をご紹介したいと思います。

1　肺・大腸経

〈効果〉

肺・大腸経が司っている、呼吸器系や皮膚の病気や鼻のどなどの疾患、また便秘や下痢などに効果をあげることができます。

（1）受け手は、両手の拇指同士を後で引っ掛け、からだを前に倒します（写真①）。

（2）受け手の両手首の表皮が、指先に向かっていくように動かしていきます。

・介助者は、受け手が最も快く感じられる程度の深さまで、手首の表皮を動かし、受け手の上肢全体を伸展します。この時、受け手の全身の肺・大腸経が伸展されています。

・受け手は、ゆっくりと鼻で三回、深呼吸します。息を吐く時に上肢はゆるみます。

・介助者は、それに合わせるように、受け手の上肢全体をさらに伸展します。

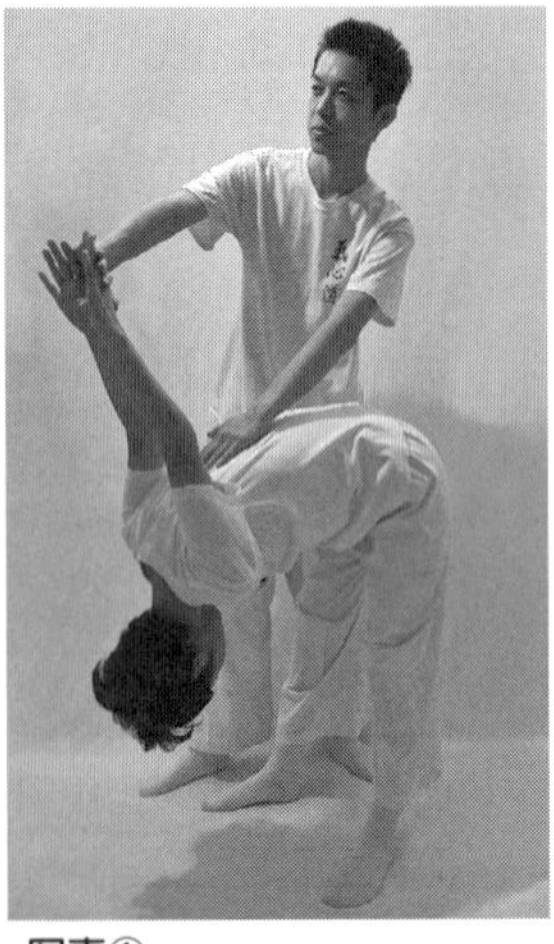
写真①

2　胃・脾経

〈効果〉

この経絡の流動を促進することで、消化器系の病気に対してだけではなく、胃・脾経が司る唇や筋肉、また膝関節などにも効果を上げることができます。

（1）受け手は正座して仰向けになり、両手の指を組み合わせて上肢を伸ばします（写真②）。

※正座がキツい人は決して無理をせず、両手で上体を支えるようにしてください。

（2）介助者は、大腿部の体表手前に動かして、受け手の膝に向かって伸展するようにします。

・受け手は三回、深呼吸します。受け手は呼吸の度に、両指を組み合わせた上肢を伸展します。

3　心・小腸経

〈効果〉

心の経絡は、心臓という臓器よりもむしろ精神（こころ）に関係が深い経絡です（ちなみに、臓器としての心臓に関わりが深いのは、中枢循環を司っている心包経という経絡です）。

この経絡伸展によって、心経のはたらきである精神安定的な効果が期待できます。

また、小腸経は、卵巣や血管、下肢の血液循環、腰椎一―二番と関係が深い経絡です。

このため、身体的には婦人科疾患や冷え、また腰の安定や腰痛などに効果があります。

（1）受け手は座り、足の裏を合わせます。そして両手の四指を両足の裏に入れます。

（2）介助者は、受け手が、最も快いと感じる程度の深さまで、前方に倒すようにし

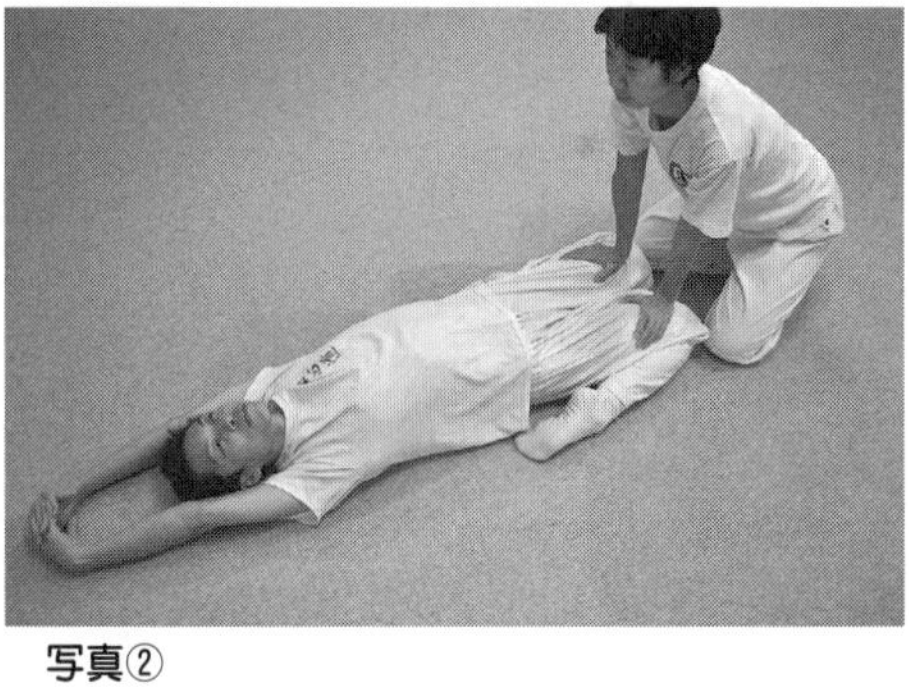

写真②

ます（写真③）。

・介助者は、受け手の背部の表皮を動かします。

レッスン6――気メディテーション

気メディテーションの目的は、日常生活においても、タオ心を維持したり深めたりができるようにすることです。

（1）実践者は、ゆったりと座ります。そして気のからだの底である、二メートル下の底丹田を意識します。

（2）純信、感謝、利他、懺悔、他力のうち、いずれかのタオ心を心に抱きます。そして、タオ心から生まれるポジティブな気、幸福力に満ちた健康的なエネルギーが、気のからだ一杯に満ちるとイメージをします。

（3）さらにそのエネルギーが世界中に満ちることを祈り願い、イメージします。

グループでこれを行うと、自分の心がグループ全員に、また地球全体にもダイレクトに

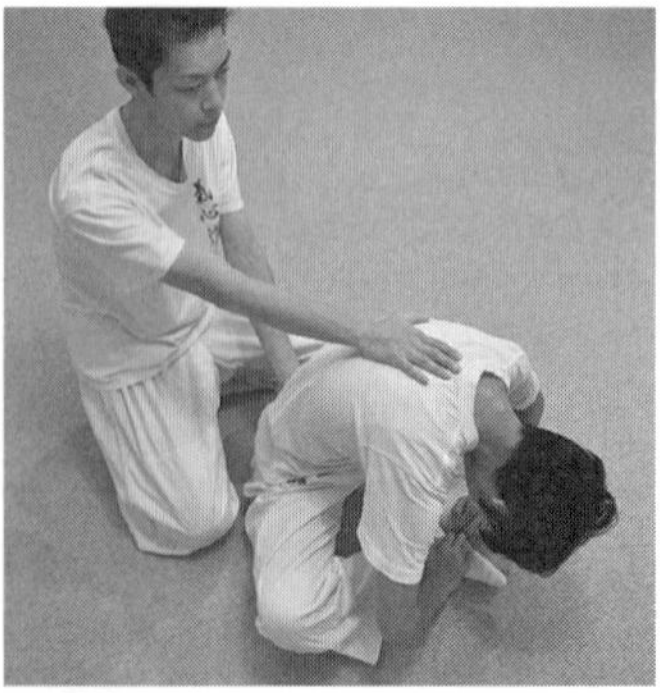
写真③

伝わっていると体感します。気の世界はまさにガラス張りで、すべてが透けて映っているのです。

レッスン7――基本手技（サンガ指圧）

サンガ指圧は、「気と心の寺小屋」で学ぶ、タオ指圧の最も簡易な基本実技です。

1．伏臥

〈手歩きによって上肢と背部のゆるみを取る〉（写真①）

（1）肩甲骨に手のひら全体を当てます。

（2）手の甲までいったら、元の方向に戻ります。肩甲骨の辺りまで戻ったら、背中のゆるみを足先に向かってとりながら下がります。この後腰までしっかりとゆるみをとり、また肩甲骨に向

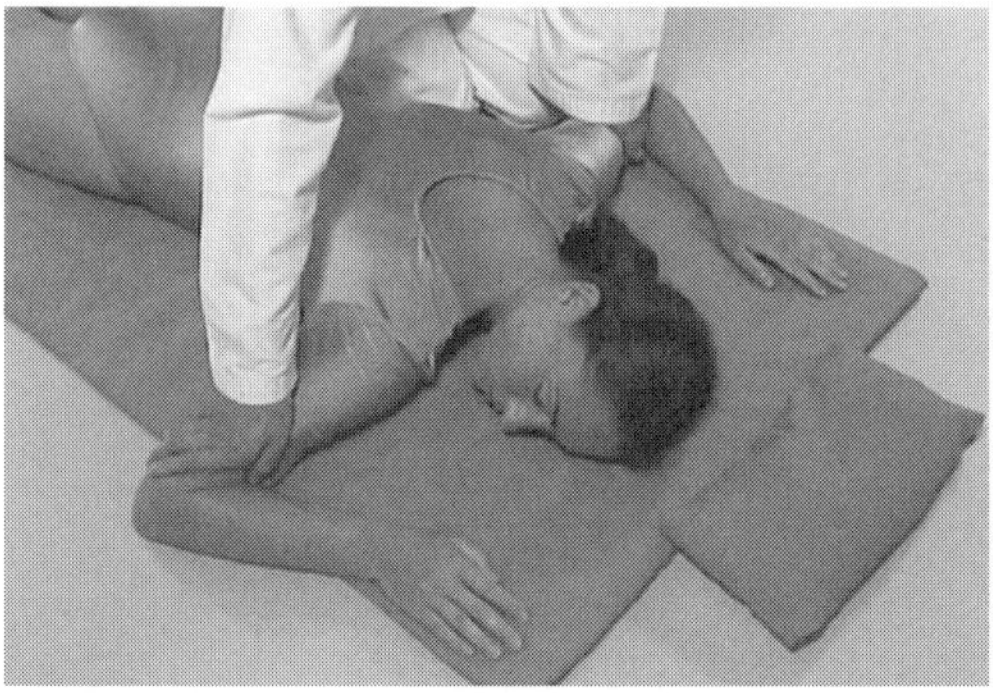

写真①：伏臥

かっていきます。

〈大腿部〉

（1）左の手を、受け手の腰の部分に当てます。（写真②）受け手の健康への願いを深めながら、前方に向って深くゆるみをとります。

〈下腿部〉ふくらはぎ（写真③）

後側の三箇所を施術します。相手の幸福への願いは、一箇所目より二箇所目、三箇所目より三箇所目と、必ず深くなっていくようにします。

〈足底〉

足の裏への施術です。相手の幸福を願う気持ちを途切れさせることなく、足底のかかとの方からつま先に向かって、正中線の三箇所施術します（写真④）。

〈右側〉

左側と同様に、施術します。

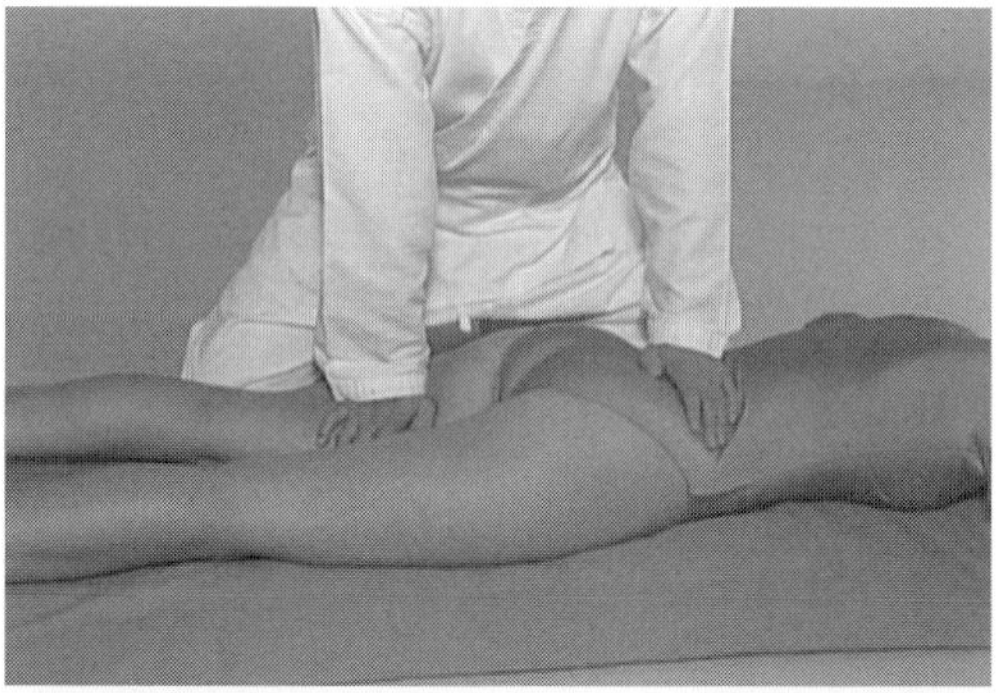
写真②：大腿部・伏臥

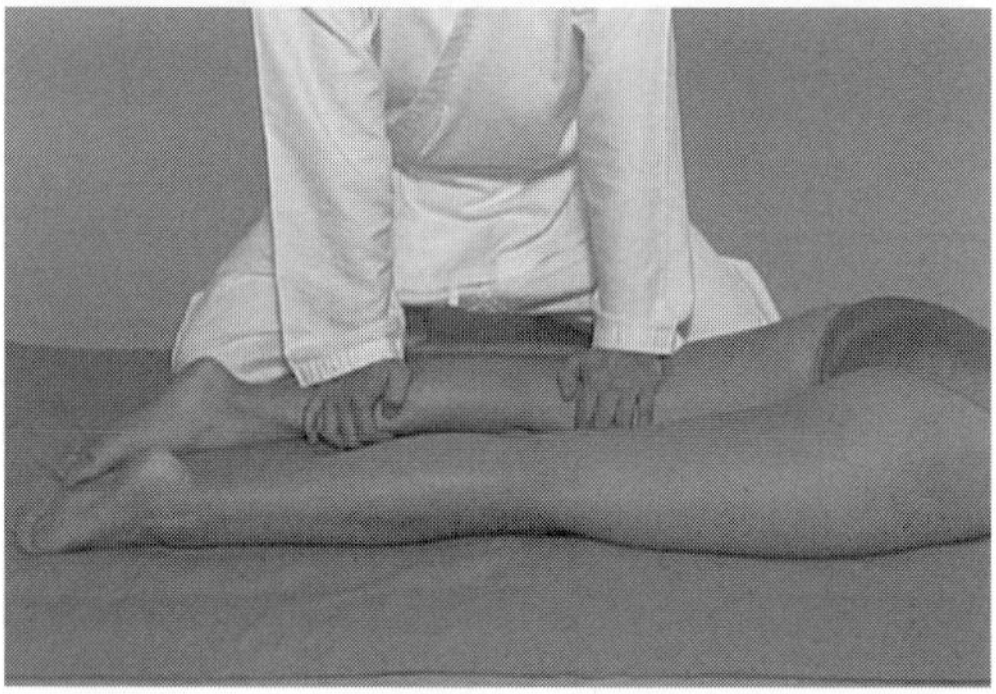
写真③：下腿部・伏臥

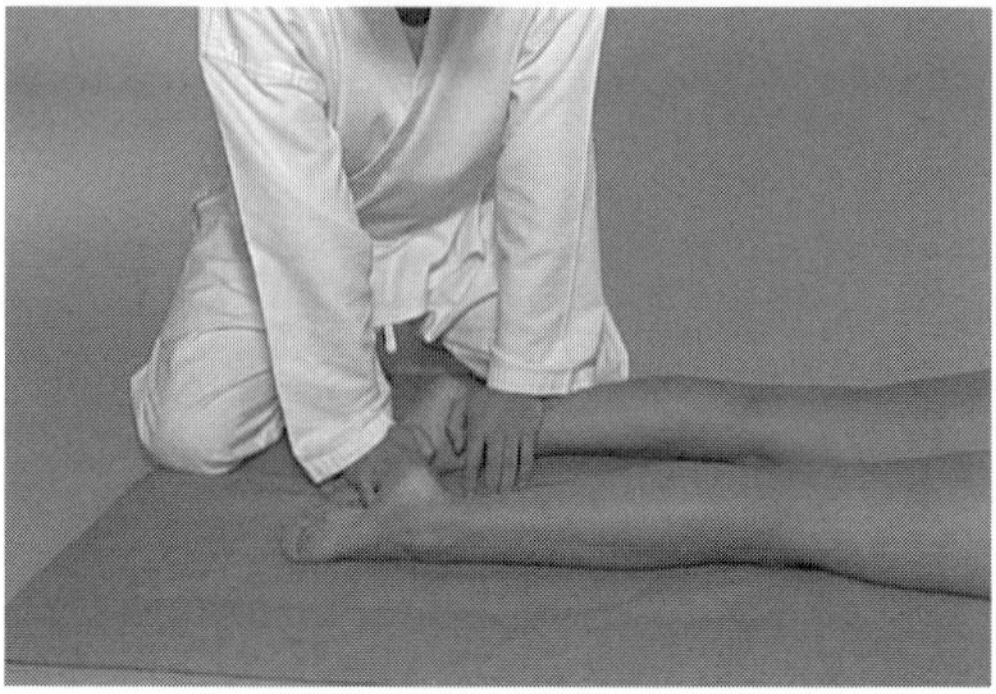
写真④：足底・伏臥

2．横臥

〈頸部〉

右手のひら全体で、受け手の首をやさしく包むようにします（写真⑤）。このとき、手のひらで、受け手のまるごと全体を抱きしめるような気持ちで行います。

（1）この時術者は、丹田が地面と平行に動くようにするとからだがふらつきません。

二箇所目、三箇所目も同じように行います（写真⑥）。

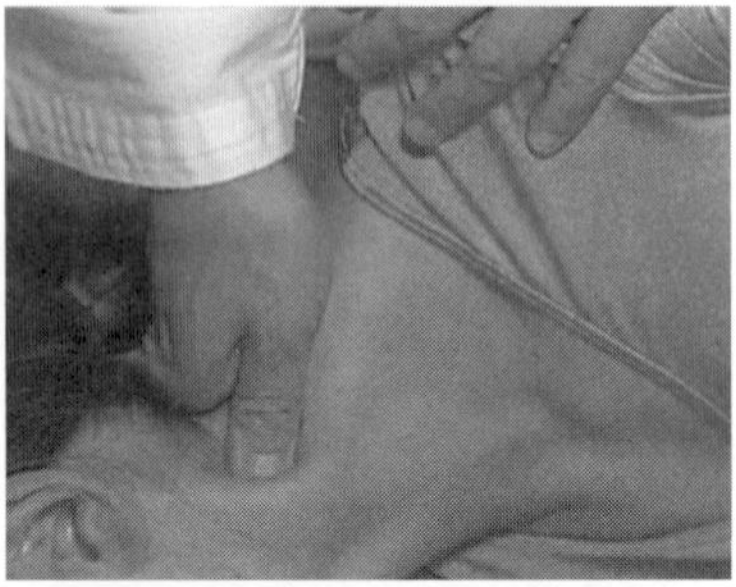

写真⑤：耳から数センチ下を優しく

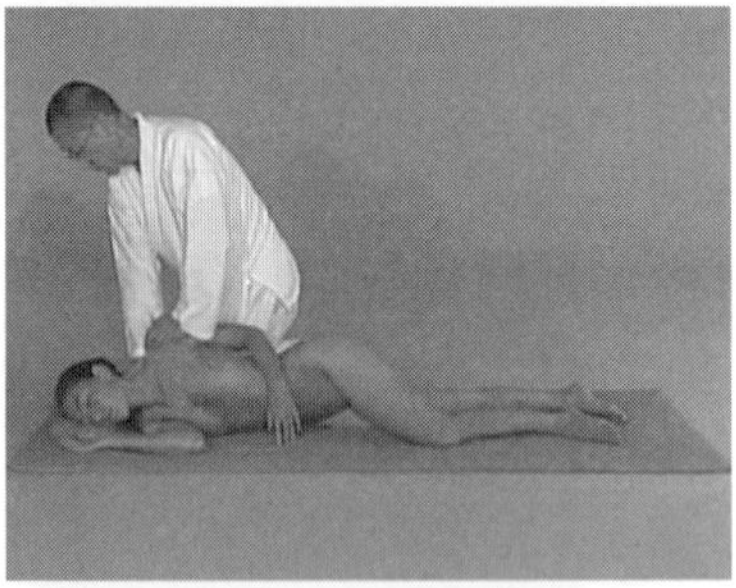

写真⑥：頸部への施術姿勢

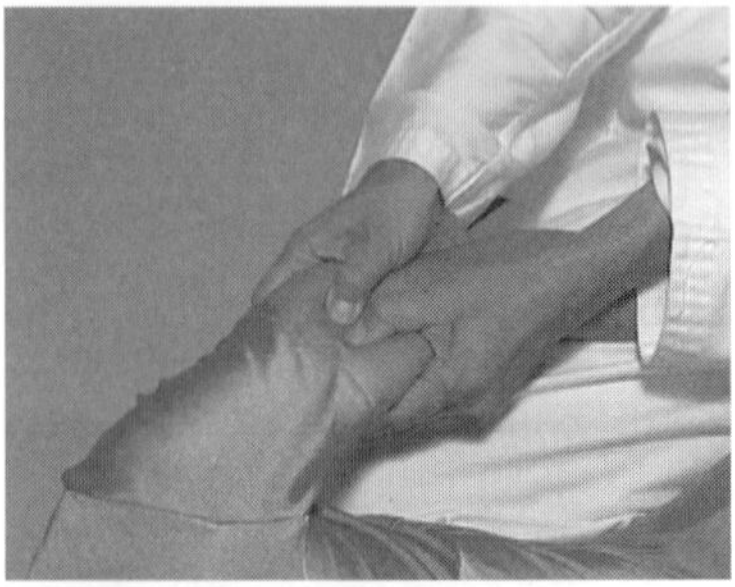

写真⑦：膝に上腕を乗せて支える

〈上肢〉

（１）上腕を取り、術者の膝の上に乗せ、両側から腕を包み込むようにし、拇指を立てて握ります（写真⑦）。腕の中央のスジ上腕三箇所を行い、次いで、前腕、中央のスジ三箇所を行います。

〈背部〉

（１）拇指をつきたてたりしないように気をつけ、受け手の幸運を願いながら、背柱のきわの筋を施術します（写真⑧）。

〈臀部〉

（１）手拳圧で、受け手の運気向上を願って、臀部中央線三箇所のゆるみをとります（写真⑨）。

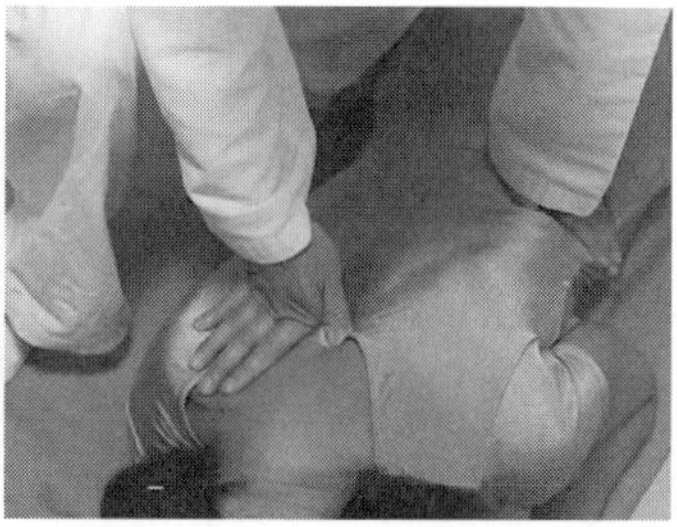

写真⑧：背骨のきわを肩から順に下がる

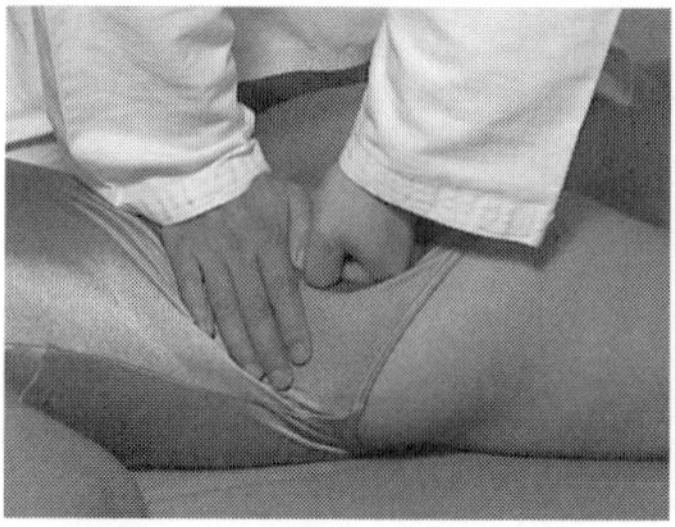

写真⑨：手拳骨で３箇所を圧する

〈下肢〉

（1）受け手のさらなる運気の向上を願いながら、太もも内側のスジ三箇所、ふくらはぎ内側のスジ三箇所を施術します（写真⑩⑪）。

〈足底〉

手根圧で、足底正中線をかかとの方から三箇所施術します（写真⑫）。

※右半身も同じように行います。

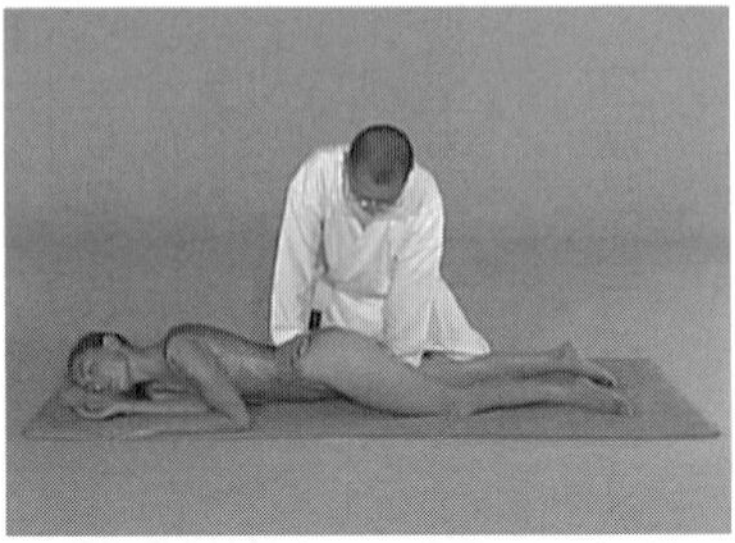

写真⑩：下肢１　正中線のスジに沿って圧する

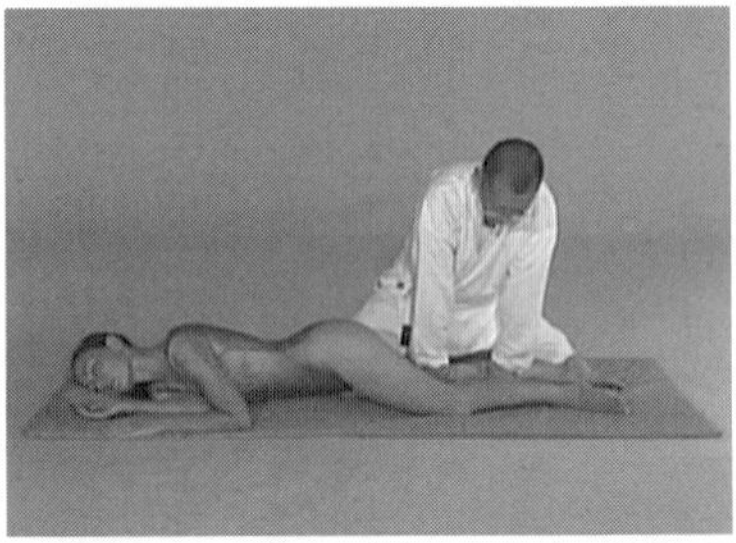

写真⑪：下肢２　優しくゆるみを取る

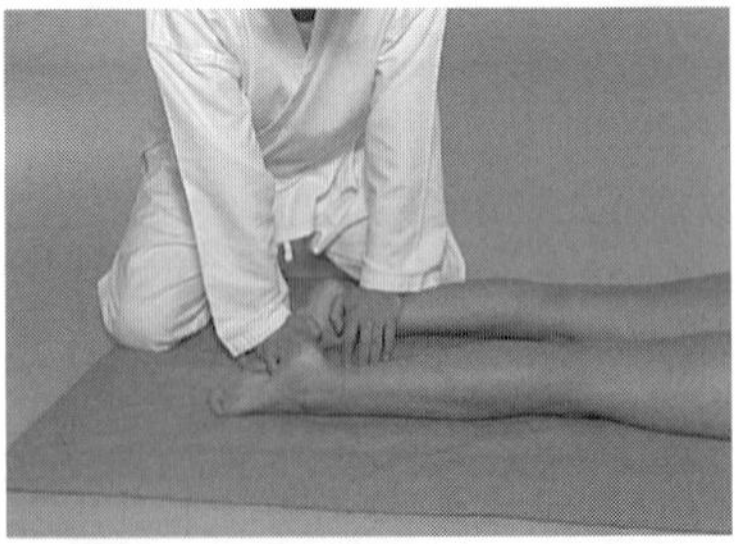

写真⑫：足底３箇所をかかとから圧する

3．仰臥

〈腹部〉

（1）左の手を下から背中に当てます。

（2）右手のひらで、腹部の施術を行います。場所としては、みぞおち、おへその周囲、そして臍下丹田の辺りです（次頁写真⑬）。

相手の最も欲している深さまで施術します。受け手に健康と幸運をもたらすという願いを持って行います。

〈足を抱く〉

生きとし生けるもの一切の健康、幸運等を願います。受け手の気が足の方に下がってくるまで、この想いを深め続けます（次頁写真⑭）。

〈ぷるぷる〉

受け手の全身が動くよう、前後に揺らします。

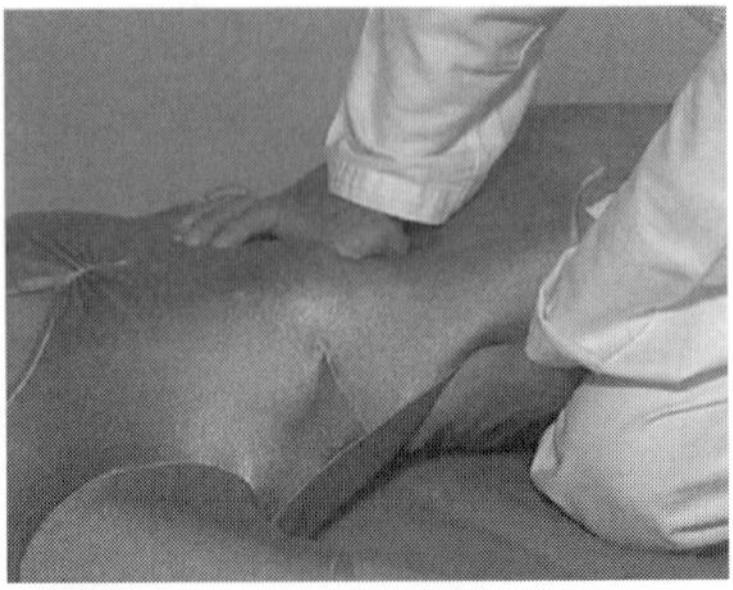

写真⑬：手のひらを腹部にあてて手根に気を集中させる

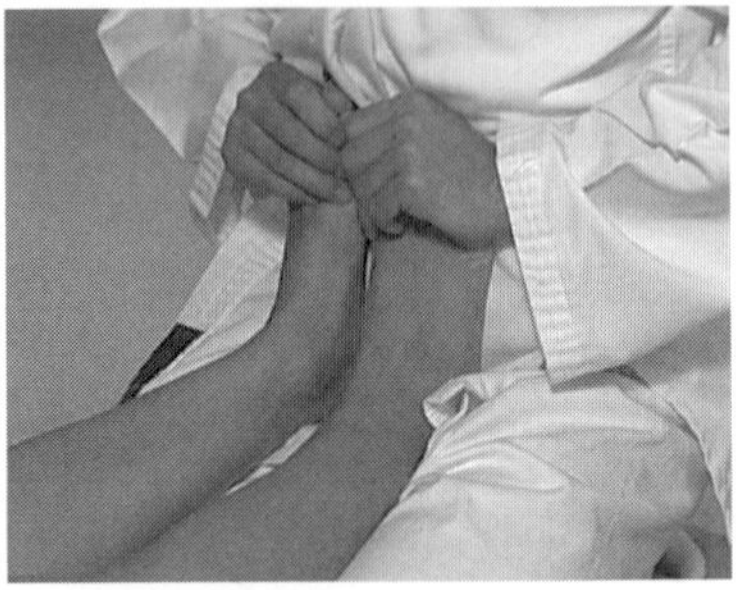

写真⑭：足先は手で覆い、足裏を腹に密着させて足を包み抱く

〈仕上げ〉

術者の中指と拇指で受け手の足をつかみ、つかんだ指を足先へとスーッと流します。邪気を抜くイメージで行います。

レッスン8——ツボ施術

ツボとは何か?

東洋医学でいう経穴は、位置が決まっている肉体上の点です。しかしタオ指圧のツボとは、気のからだが傷ついている部位にアクセスする、気の入り口です。

ツボを見る心

ツボは、どのように見ることができるのでしょうか?　ツボは、モノを見るように肉体を見ていては認識できません。

ツボは、気のからだの傷への入り口ですから、共感によって癒すものです。また、ツボを見るというのは、自らの痛みをもって他者の痛みを理解することでもあります。気の融合もツボの感応も、受け手にまったく手を触れることなく生じます。

タオ指圧の施術で最も大切なことは、小手先の技術ではなく、他者の痛みをわがこととして痛み、また、他者の喜びをわがこととして喜ぶという心の共感性です。

第一段階――ツボの感応

気の融合に熟練すると、受け手の気のからだやツボが、あなたのタオ心の強さや深さ、また持続次第でいかようにも感応していると、わかるようになります。

ツボの認識

私たちが病んでいる人に対して利他心をもって見たとき、自分に何ができるだろうか？　と思います。あるいは、何をしてもらうことをこの人は望んでいるだろうか？　と想像します。何かして欲しいことはありませんか？　と実際に尋ねることもあります。

タオ指圧のツボへの施術は、これとまったく同じ心で行うものです。

ツボは、受け手が無意識のレベルでいたわってもらうことを望んでいる点です。また、受け手の気のからだが傷ついている所に現れるのがツボです。受け手の無意識がいたわって欲しがっている点はどこか？　という想像。これをタオ指圧では〝共感的想像〟と言います。

ツボが感応したとき、あなたの切心にはツボが反映しています。

だからあなたは、自分の心を通してツボを見ることができます。もっとも、最初から明確に認識できる、というわけではないと思います。しかし、あなたが心を開いていれば、いつかあなたの心の中にツボは現れます。

おもいやりの心

施術では、術者のタオ心によって、受け手の気のからだの融合が生じていることが前提です。

術者のいたわりや切心にツボは感応するのです。タオ指圧を行うのにタオ心が必要なのは、このためです。

たとえば、肉体の傷は刃物で切ればできます。しかし心の傷は、何気ない一言で与えてしまうことがあります。では、気の傷はどうでしょう？　ツボに対してモノを圧すようにしてしまうと、気の傷にダメージが生じてしまうのです。

だからツボに対しては、限りなく優しい気持ちで触れなくてはなりません。細心の注意を払い、深いおもいやりをもって圧していくのです。

一体なぜ、気の傷の入り口であるツボを、圧さなければならなのでしょうか？　それは一つには、気の傷が深いところ（気の底）にあるからです。

また、傷ついた心に、口先だけの表面的な慰めを言われても癒されません。しかし、自分の心の底まで理解されたと感じることができれば、癒されたと感じます。同じように、ツボの底まで共感されることで、気の傷も癒されるのです。

指圧とは手当です。気の傷の深さにまで、〝手当て〟を受けてこそ、病人は癒されます。ツボの表面に触れられるだけでは、十分には癒されません。ツボの底に達するほどの、深い共感を持って触れられることが必要なのです。

それは術者が心の底から受け手の体感を理解したいと願い、また、受け手のいのちに共感することで可能となるのです。

タオ心があれば、ツボ（米粒の先のようなもの）の存在を感じる

タオへの純信をもって、体表から一センチ前後の深さまで、優しくかつしっかりと圧します。純信がキープできていると、米粒の先のような繊細な何かの存在を、受け手は感じます（写真①）。これがツボです。

ツボを圧すと、通常、響きが起こります。響きとは、圧している所とは別な所に生じる、電気が走るような感覚です。響きで最も多いのが、末端に向かって感覚が走ることです。たとえば腕のツボを指圧していると、指先に向かう何かを感じます。逆に、肩に響いたり、圧している所の奥に響いたりすることもあります。

ツボの響きという現象は、一体なぜ起きるのでしょうか？

それは、気のからだの傷に溜まっていた邪気が、施術によって排出される現象なのです。

第二段階――ツボへの施術

ツボへの施術には、拇指と、これに添える四指とで行います（次頁写真②）。

まず、四指を当て、次いで拇指をツボの位置に当てます。もっとも力を入れるところはこの四指の根元にできるシワです（次頁図①）。

ツボに本当に共感していると、ツボが呼吸していて、ツボの底が上がってくると感じられます。

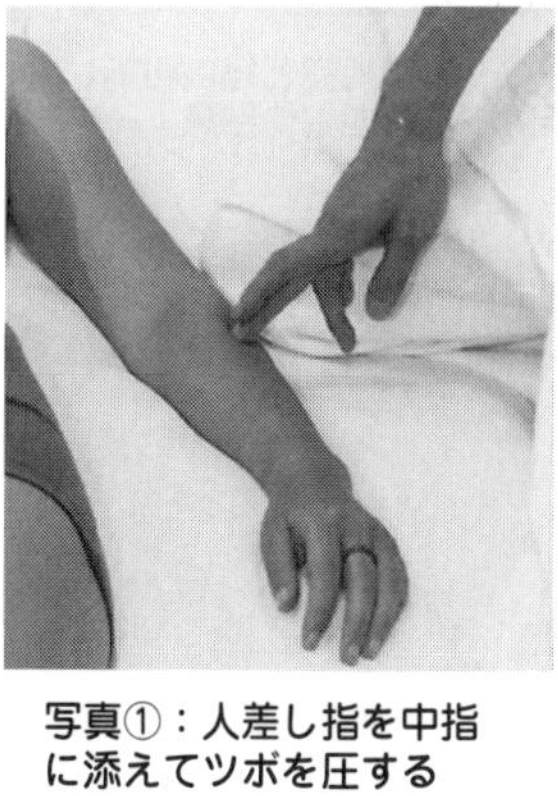

写真①：人差し指を中指に添えてツボを圧する

ツボへの施術時間は、受け手が〝もう充分だ〟と感じるよりも少し短めです。長すぎるとかえって不快になり、痛みすら感じるようになります。また、そこまで時間が長いと気のからだを傷つけるので注意してください。

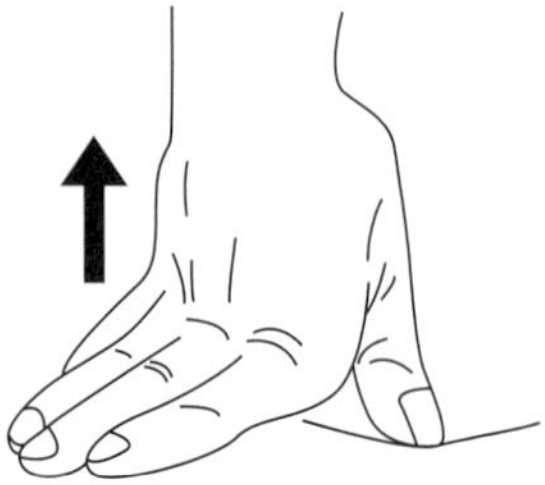

図①：四指を矢印方向にゆっくりゆるめます

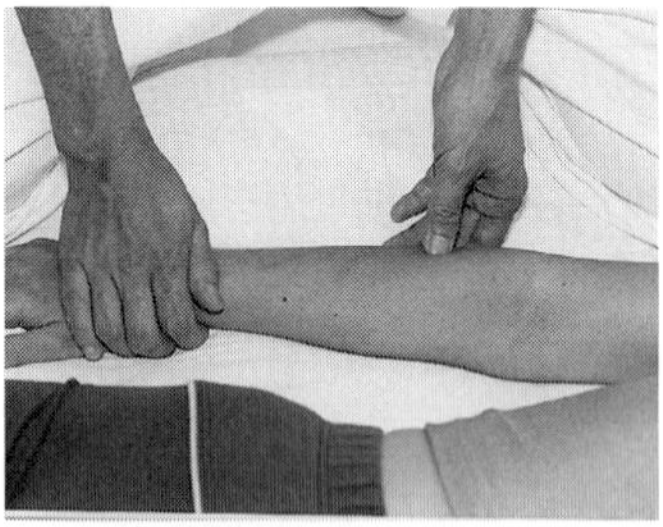

写真②：瀉の拇指と補の四指。受け手を支える四指に留意。

第六章　幸福力と生き方の指針

ここまで読み進んできたあなたには、幸福とは、幸福力とは何かということをご理解いただけたのではないでしょうか。そこで最終章は、少しマジメな口調で述べてみたいと思います。

自己完結するのが人生か？

「あなたの人生物語を聞かせてください」。そう言われた時、一般に人は何を思い浮かべ、何を語るでしょうか？

「そうですね。私はこんな仕事をして、こんな家に住み、どんな家族がいて、レジャーは何をして……」などでしょうか？

しかし、私はこれに疑問を呈したいのです。私の脳裏に浮かぶ言葉は、〝何か不足してやしないか？　こんな物語を生きるためにあるのが人生か？　これではあまりにも虚しくないか？〟等々です。

私にはこれらが、自己完結的なホームドラマに聞こえるのです。そこには、人生で世界に何をもたらすのかという発想が希薄です。すべては、〝私は世界から何を得るか？〟という視点でしか語られない、卑小な人生物語に聞こえるのです。果たしてこれが幸福なのか？　と言いたくなるのです。

卑小な人生物語には、先人や先祖から何を引き継ぎ、さらに何を次世代に渡すのかという発想がありません。また、法然上人が五百年前の善導大師を師匠としたような、時代を超えた人とのつながりという視点などは皆無でしょう。

一体、人が自己完結的で浅薄な人生物語を生きるようになった背景には何があるのでしょうか？　その原因の一つとして、近代の社会構造が考えられるのです。

快適さを追求する時代

環境破壊の最大の原因は、今、地球規模で行われている大量生産・大量消費・大量破棄にあります。それは、ミヒャエル・エンデ（1929〜1995）によれば、現在の金融システムによって利払いに追われる企業が長期的な視野に立たず、目先の利益を追うことによるものです。そして、消費社会ではすべての人が消費者の一人に過ぎません。私たちは無意識に消費者としての人生を生きていて、人間が何らかの尊い使命を持った存在とは認識していないのです。

このために、私たちの人生観が極めて卑小なものになってしまったのではないでしょうか？　個々の生き方が、目先の利益を追う企業の影響を受けているのです。企業は毎年のようにより快適で便利な製品を販売します。私たちの生活もまた、さらなる快適さと利便性を追っていくものになります。おそらく、現在、ほとんどの人の人生の目的が、快適さの獲得にあるのではないでしょうか？

そうして、〝次世代に何を残すか〟よりも、〝今生きる私が何を得るか〟の方が、人生においてより重要な地位を占めるようになっていきました。企業は時に、長期的な視野に立てばとても行い得ないような、自然破壊を伴う乱開発を行うことがあります（その場合は、利便性や経済的利益を求める、地元の人間の心を利用して行われます）。また、このままCO2の排出を続けることの結果が、地球温暖化による水位の上昇や、気候変動であることがわかっているのにも関わらず、京都議定書にサインしない国もあります。

これらの愚かな行為と現代人の生き方には、共通性があります。たとえば、現代人の生き方の中の一つにある、子供に縛られたくないとか、子供の犠牲になりたくないという風潮です。この延長線上に、ネグレクト（育児放棄）や児童虐待があります。

企業の乱開発や国家の経済優先・環境対策への不作為と生活レベルでの子供の否定、こうした現在の時代心理に共通して流れているものは何か？　それは自然よりも世界よりも次世代よりも、〝私が快適に暮らす今が大切〟という心情です。環境破壊は、未来の地球より現在の生活の満足をより優先させることによって行われているのです。

機械論的生命観

自然科学は人間に科学テクノロジーを与え、地球規模の自然操作を可能にしました。と同時に、〝要素還元主義〟と〝機械論的生命観〟というものの考え方を浸透させました。

要素還元主義とは、存在が部分によって成り立っているということです。機械論的生命観とは、身体各部の集合が生命という捉え方です。

その結果、人は身体各部が独立したものと考えるようになっただけでなく、一人ひとりが他から独立した存在だと考えるようになりました。人間は高度な物質文明を自然科学の応用によって築きました。このため、自然科学に基づいた生命観や世界観が真理であると見誤ることになりました。

それはある意味、無理もないことだったかもしれません。しかし、自然科学に基づいた生命観や世界観は、人々に時間的・空間的に孤立した人生を送らせることになりました。これもまた、人々が、自己完結的で浅薄な人生物語を生きるようになった原因の一つとして考えられるのです。

有機的な人生観

東洋的生命観は、身体各部が有機的なつながりを持っていると捉えます。同時に、個々の生命もまた、有機的なつながりを持って存在しています。

有機的生命観とは、空間的にも時間的にも連続しているものです。これの代表的なものが、後述する、仏教の縁起の思想です。日本人の人生観は、かつて、有機的生命観に色濃く影響されたものでした。だから個の人生よりも、これを支える全体的なつながりをより大切にしていました。それは、〝私〟よりも〝公〟を、個人よりもおイエを大事にするという特有の精神的態度に現れていました。そうした日本人の生命観は、農耕社会の影響かもしれません。しかし根底には、個よりも、全体としてのつながりや関係性に存在の根拠を求める、有機的生命観が流れていたと思います。

このため、個人の満足よりも全体との関連性を大切にするという志向性があったのです。そして血縁や先祖を大事にし、村の伝統や文化を伝えることを重んじ、〝これも何かの縁だから〟という言葉に表される時間的連続性のある人生を生きていたのです。

それは今の、自分の人生だけを考えるという、自己完結的なものではありません。過去や未来に対して連続的なつながりを持つ、より開かれた人生観と言えます。

個と全体の調和を

有機的生命観にも影の面があることは、よく把握しておかなければなりません。たとえば、かつての〝おイエ大事〟の人生は、個人の犠牲の上に成り立つことが多かったと思います。また、血縁や地域コミュニティに縛られる煩わしさもあったでしょう。このため、戦後のアメリカ文化の流入と共に、これに取って替わったのが西洋の個人主義でした。その結果、となりに住んでいる人すら知らないという現象も、今や都会では当たり前になっています。

また独立後は、親戚や親兄弟と没交渉に近くなることも珍しくありません。日本では、血縁コミュニティも、地域コミュニティも、ほとんど壊れてしまいました。むしろ、個人主義の本場である西欧の方が、コミュニティが生きているという皮肉な現象が起きています。

影から自由になる際の反動は、当の日本人が思っている以上に大きなものでした。ちょうどそれは、抗ガン剤の副作用によって、正常な細胞まで壊れてしまったようなものと言えるかも知れません。

有機的生命観の影は、全体を生かすために個が否定されることです。自分が個として生きることができないことなのです。だから、これに捉えられると、国家や家などの〝場〟を成立させるために、個人に犠牲を強いることになります。かつての軍国主義の時がそうでしたし、戦後は、バブル崩壊までの会社がそうだったかもしれません。また、教祖に服従するのも、有機的生命観の影の働きと言えるでしょう。

だからといって、個の満足のみを大切にし、全体への責任を伴わない個人主義も、また危険です。結果的に、個が生存する場を殺し、自分自身をも殺すことになってしまうからです。

環境破壊がその最たるものです。企業や国家の利益や個人の満足のために、地球環境という場が死に、生物が生きられない状況が生まれつつあるのです。

かけがえのない地球であると同時に、かけがえのない自分でもあります。だから今後は、個としての自分を生かしつつ、かつ人々や地球との、時間的空間的なつながりを大切にするという、生き方を目指さなければならないのだと思います。個と全体の調和こそが大切なのです。

縁起の思想を体感する

有機的生命観の根底にあるのは、仏教の縁起の思想です。これを体感すれば、人は孤立した人生を営むことはできなくなります。縁起の思想を簡単に言えば〝すべては他に支えられており、何ひとつ独立して存在するものはない〟というものです。

またそれは、宇宙自然のすべてが有機的に関連しあった存在だということを、からだで感じることです。同時に、過去も未来も、「今」というこの瞬間に含まれていると、からだで認識することです。

この時、人間の意識が作り上げた、相対性や分離から解放されます。

そこで明らかになることは、存在とは関係性の中にしかないということです。またたからこそ、自己完結的な物語に終始する人生が、私には虚しいものと映るのです。

先に述べたように、人生はつまるところ人間関係でしかありません。さらに深く思索すれば、それは自分と自分との関係です。そして、さらに突き詰めれば、自分と一者（神ほとけ）との関係でしかないという所まで行き着きます。

有機的人生観は、人としての基本です。そこに立ったとき、〝私は人生で何を得るか？〟という貧しい物語をイメージすることはなくなります。むしろ、自分の人生によって、どんな幸せを他にもたらすかという、豊かな物語イメージが広がるのです。

それこそが幸福力であり、同時に、人生そのものを芸術的な創造（アート・クリエーション =art creation）とすることではないでしょうか？

次世代の地球

機械論的生命観と、これに立脚した人生観では〝私にとって快適かどうか〟や〝損か得か〟が生きる上での基本的な尺度になります。そこからの視点では、自分の人生の使命とは何か？　などと考えることが、まるでアホのような話に聞こえることでしょう。人生の目的そのものが、個人の欲望を満したり、快適さを得ることだからです。

しかし、有機的生命観の体感から生まれる人生観では、自分は他者に何を与えられるかが、大切な意味を持つことになります。また、自己の存在が地球環境と不可分なつながりを持っていることを自覚します。そして、自分が生きている間だけが唯一の関心事ではなくなります。未来の地球を視野に入れた人生を考えることになります。

未来の地球……それは漠然としたものではありません。地球の未来とは子供たちです。それは、自分に子供がいるか否かは関係ありません。人が子供とどう関わっているかは、その人が地球の未来とどう関わっているかを表しています。

人間はこれまで、便利で都合の良いように自然を操作してきました。このため、便利で都合の良い対象を扱うことに、すっかり慣れています。蛇口をひねれば水が出てくるし、ガスコンロを使えば火を起こせます。山に水を汲みに行くことも、火打石を使う必要もありません。それどころか、コインを入れれば、自動販売機で食べものだって買える時代です。今の世の中は、お金さえあれば、便利で都合が良いようにできています。

しかしこの世には、不便で、自分の都合ではどうにもならないものがあります。その代表的なものの一つが、子供です。生まれたばかりの子供の世話をするのは実に大変です。赤ちゃんは、大人の都合はお構いなしに泣き叫んで世話を要求します。最初は、まさに二十四時間営業の仕事です。これほど、自分の思い通りにならない存在もないでしょう。

幼児期になっても、身の回りの世話には手がかかります。その上、この核家族の時代に、両親だけで子供の愛情欲求を満たすには、超人的な働きが必要となります。

思春期ともなれば、子供は不可解この上ない存在と化します。便利さや快適さという観点に立てば、子供の存在は、大人にとって便利なものでも快適なものでもありません。むしろその逆です。

しかし自然は、人間をそのようにアレンジしているとも言えます。自然を操作しているつもりでも、実際には、何ひとつ自分の思い通りにならないことを、子供や自らの老いを通して教えているのです。こうした思い通りにならない存在や体験に出会うことで、私たち人間の心は謙虚になるのでしょう。

私たちが、縁起の思想に拠ったとき、その人生は、より時間的連続性を持ったものになります。それは、人類史や先祖も含めたはるか昔の過去と、次世代という未来の地球とのつながりを持った人生です。それは、過去、現在、未来に存在する、自他のいのちへの責任感を伴っています。そこには、損得や快適さを尺度とするような心の貧しさはありません。宇宙や自然という広大な拡がりを持った空なるものに目覚めている心です。

幸せな生き方の指針

人が物質を獲得する真の目的は、モノそれ自体ではありません。物質がもたらす幸福な心の状態です。物質は、幸福感をもたらす手段に過ぎないはずです。幸福感は、平安であり優雅な気持ち、また楽しさや喜びなどです。そして〝幸福〟とは、これらの気持ちを味わうひとときを呼ぶはずです。

ところが人は、幸福な心そのものを目的とせず、それを得る手段である物質を求めようとします。

一般に、私たちが幸福と聞いて、思い浮かべるのは何でしょう？　先の人生物語ではないですが、幸福な心の状態を思い浮かべるのではなく、年収はいくらで、どのような家に住んで……などと、物質を尺度にして幸福をイメージするのではないでしょうか？　いつのまにか、手段（物質）と目的（幸福）がすりかわってしまっています。

一体これは、どこから来ているのでしょうか？

私たちは、貧しい時に物質を与えられれば、豊かな気持ちになって喜びを感じます。飢えている時に食べ物を与えられると、幸福を感じます。人類は、かつて自分たちが得た体験によって、物質的豊かさイコール幸福という刷り込みを受けているのでしょう。物質が与えられることそのものが、幸福な状態だと思い込んでしまっているのです。

飢えている時には、食べ物が与えられることで、幸福感に満たされます。これは一面の事実です。しかし、もう一面の事実があります。それは、物質的に満たされた状態では、たとえより多くを与えられても、さほどの幸福感は得られないということです。人は満腹な状態で食べ物が与えられても、さほどうれしくはないのです。

戦後の高度経済成長を経て、日本人は急激に物質的な豊かさを得ました。しかし、さほど幸福感を感じていないのは、先の理由によるものです。物質的に豊かな状態をさらに満たしたところで、幸せを感じることなどあり得ません。

しかし人々は、幸せを感じない原因がわかりません。幸せは、他者へ喜びをもたらした結果として、自分に返って来る喜びのことなのですが、それを知りません。このため、さらに多くの物質を獲得することで心を満たそうとします。でも、それで心が満たされることは永遠にないのです。そして、物質に対する執着は家庭内に不要なモノをあふれさせます。日本に昔からあった〝もったいない〟という言葉が〝モノを捨ててはいけない〟という強迫的な思いにすりかわっているということもあるでしょう。

物の豊かさイコール幸福という刷り込みが解けていないと、人生の目的を心の成長におくことができません。

タオ心を持って生きる

人が飢えている時は、いかに今日の糧を得るかなどの生存の問題だけが悩みです。実存的な問題に悩んだり、心の虚しさに苦しむという心の余裕はありません。生活が苦しければ、どうやって収入をあげようかを考えます。仕事がなければ、いかに職を得るかを思い悩むことで忙しいでしょう。

しかし人間の悩みは、飢える心配のない、物質的に満たされた状態では異なるものになります。物質的に満たされた人は、いつしか、自らの心の深淵に直面することになるのです。それまで物質的なことで悩んできた代わりに、人間とは何か？　生きるとは何か？　真の幸福とは何か？　等々の哲学的な問題について悩むことになるのです。

かつて実存的な問題に悩み苦しんできたのは、飢える心配のない人々でした。たとえば釈尊は物質的には何不自由なく暮らしていた王子様でした。また、空海や法然上人など、多くの日本の祖師の方などは身分的には地位の高い家の出身でした（例外が日蓮上人で、お父さんは漁師でした）。

彼らが人生の諸問題に煩悶したのは、単に生活の心配がなかったからだけではありません。純粋な心を持ち、感受性が強く、かつ時代や社会の苦しみを引き受けるだけの強さを持っていたからです。彼らのような、きわめて一部の人々が、あたかもその時代の人類を代表するかのように悩み葛藤し、これを乗り越えて、新しい道を開いていったのです。

現在、豊かな先進諸国では飢える心配がありません。このため、多くの若者たちが、人生の哲学的な悩みに取り組まなければならなくなりました。引きこもりやニートなども、こうした現象の顕れでしょう。彼らは〝物質の豊かさはもういらない。心をどうしたらいいんだ！〟と、無意識に叫んでいるのではないでしょうか？

先に述べたように、物がない時代では、物が手に入れば幸福感を味わえました。しかし、豊かな時代に幸福になる方法は誰も教えてくれないのです。

現在の北半球は、人類がいまだかつて体験したことのないほど物質的に豊かな状態です。特に日本は、過去に比べると未曾有の事態です。山谷などの一部の地域は別として、飢える人は、ほぼいません。下流社会の到来と言われても、子供が労働力として期待される第三世界に比べれば、まだまだ豊かな状態です。

しかし、豊かさを享受する一方で、北半球の感受性の高い一部の若者は、心の苦しみに直面しています。引きこもる彼らが、その苦しみの意味を言語化し、深い洞察を得ることは、人類に意識転換をもたらすほどの意味があると思います。

他の人に心の幸福を与えることによってこそ、幸福が得られるのです。ここに多くを説明する余裕はありませんが、タオ心の修養は、まさにこの〝他者に心の幸福を与えていく〟ことなのです。

また、タオ心を持って生きるとは、他者に幸福をもたらす人を育てるということです。縁起の思想に基づき、幸福な心の無限連鎖を創造することです。気の幸福力のトレーニングは、このために生まれたのです。

おわりに

気を体感し、宇宙の秘密を解いていくことで、あなたの無限の可能性は、心の内奥から解き放たれます。宇宙大霊と融合している真実の自分を発見すれば、隠れた才能が花開くのです。

それによって、あなたはよりクリエイティブで自由になります。人生の喜びと豊かさを感じ、また自身の幸福力に目覚めるのです。そして、あなたが生きることそのものが、創造性に満ちたものとなります。

自由とは、もともと仏教用語でした。自性という魂の本質（内的宇宙）が発現することを、「自由」と呼んだのです。

幸福力トレーニングは真の自由を得る、たましいの開放の道です。もっともその道のりは、決して平坦なものではないでしょう。幸福力とたましいの自由を手にする心の旅は、本文で述べた森の怪物との闘いも含めて、さぞドラマティックなものとなるでしょう。

とはいえ、時代はもうすぐそこまで来ています。人々の心の内奥の、宇宙マンダラが開放される時が来たのです。宇宙大霊の存在を体感した時、あなたは、なぜ今この大変革の時代に生まれたかを理解します。そして人生の意味を知るはずです。

幸福力トレーニングは、あなたに内在している、宇宙秘密のドアを開くカギです。内的世界を旅するガイドであり道しるべとなるものです。ここには世界中の文化が集約されています。

人は、自由になることができるのです。自身の体感を通じて心の宇宙に入り、宇宙の秘密を認識することによって。

そして影に打ち克ったあなたからは、自身に内在する素晴らしい光が立ち顕れます。その時、あなたは幸せ力を手にしているのです。それは、他の人を幸せにする力に他なりません。

二〇一二年三月

遠藤喨及

DVDブック

「気心道とタオ指圧」

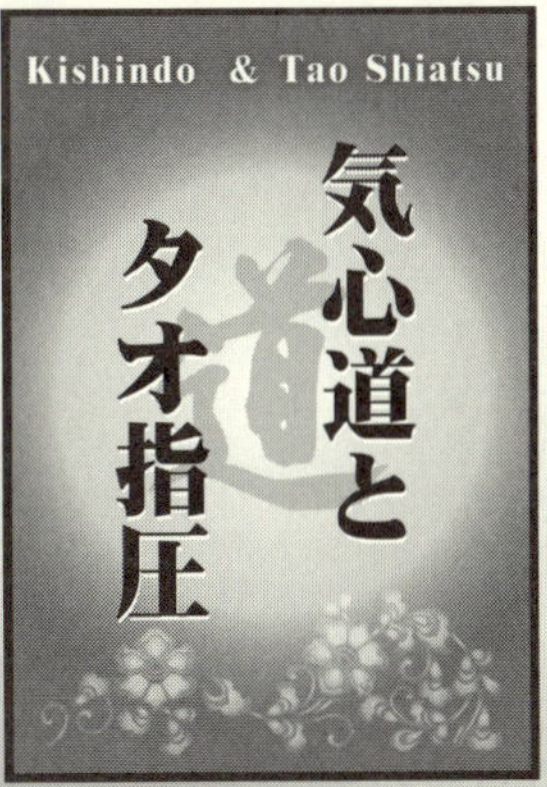

ー驚きの自由価格ー

五年の歳月をかけて収録された、
気の技と癒しの実際を、
貴重な映像の数々と共に公開！

監督：遠藤喨及（えんどう りょうきゅう）
時間：見ていてまったく飽きない５９分！
ブック：全２０ページの解説書付き
自由価格：ご覧になった方ご自身で、作品に値段を付けて頂くという、業界初のシステムです。

冒頭には、念じるだけで相手の気が感応して倒れたり、ふっとんだりする映像や、施術を受けた方が動けるようになって突然走り出す、海外ワークショップの場面もあります。

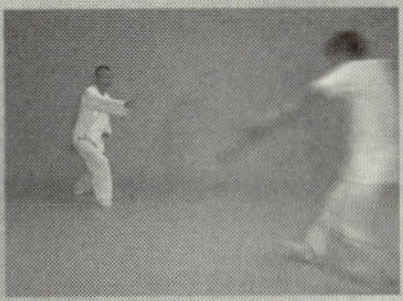
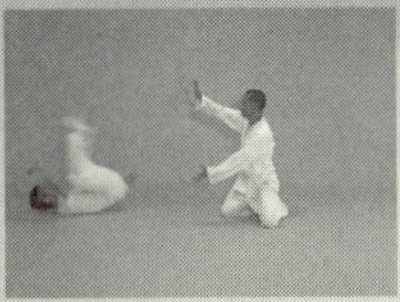

また、遠藤喨及さんへのインタビューで始まる本篇は、気の遊動法を含む、不思議な気のトレーニング法の実際や、超特穴（特別なツボ）など、数々のタオ指圧の技法を公開しているほか、タオサンガ海外活動の映像も収録されています。

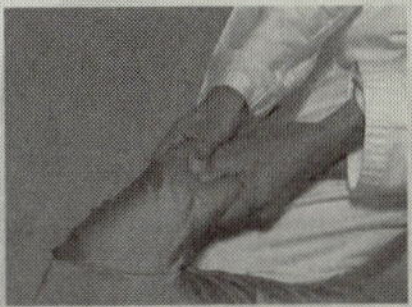
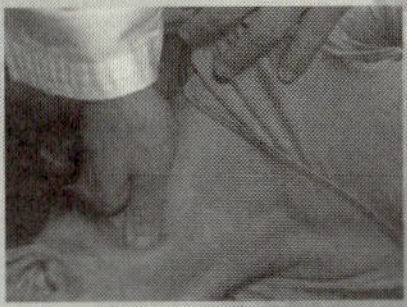

注文方法 HPのオンラインショップよりご注文ください。
タオサンガオンラインショップ：http://shop.taosangha.com/
京都タオサンガセンター　〒605-0089　京都市東山区古門前通大和大路東入ル元町 367-2
制作協力：タオサンガインターナショナル　発行：タオ出版

www.taosangha.com

遠藤喨及（えんどう　りょうきゅう）

東京生まれ。10歳から13歳まで、ニューヨークで暮らす。独自の「気の経絡指圧」（TAOSHIATSU）を国内で指導するかたわら、1990年頃より、北米各地、ヨーロッパ各地、中東、オセアニアなど、世界各地でタオ指圧、気心道、また念仏ワークショップ等を行う。

浄土宗和田寺住職、タオ指圧／気心道創始者、ミュージシャン、平和活動家、ゲーム発明家など、さまざまな顔を持つ。タオサンガ・インターナショナル代表。

主著：「〈気と経絡〉癒しの指圧法」（講談社＋α新書）、「タオ指圧入門」（講談社α文庫）、「タオ指圧、東洋医学の革命」（ヒューマンワールド）、「タオ、気のからだを癒す」（法藏館）ほか。また、これまでリリースしたCDには「AMIRITA」など6枚がある。

気の幸福力ワークショップ、その他の情報
http://taosangha.com
個人ページ／ブログ：http://endo-ryokyu.com
連絡先：officetao@gmail.com

気の幸福力―気心道とタオ指圧

二〇一二年六月一〇日　初版第一刷発行

著　者　遠藤喨及
発行者　西村明高
発行所　株式会社　法藏館
京都市下京区正面通烏丸東入
郵便番号　六〇〇－八一五三
電話　〇七五－三四三－〇〇三〇（編集）
〇七五－三四三－五六五六（営業）

装幀者　井上二三夫
印刷・製本　亜細亜印刷株式会社

ISBN978-4-8318-6424-6 C0015